Stare a dieta con l'autodisciplina

Come perdere peso e diventare sani nonostante voglie e poca forza di volontà

Di Martin Meadows

1

Iscrivetevi alla mia newsletter

Vorrei rimanere in contatto con voi. Iscrivetevi alla mia newsletter e sarete sempre al corrente delle mie nuove pubblicazioni, riceverete articoli gratuiti, potrete partecipare ai giveaway e ricevere altre preziose e-mail da me.

Ecco il link per iscrivervi:

http://www.profoundselfimprovement.com/itnews

Indice

Prologo

Vi piacerebbe perdere peso nonostante le tentazioni, le voglie, lo scoraggiamento e altre emozioni e sfide comuni associate alla dieta. O avete già provato e fallito oppure è la prima volta, ma avete sentito dire dai vostri amici e familiari quanto è difficile essere disciplinati.

Forse potreste semplicemente utilizzare un supporto all'autodisciplina, così da attenervi alla vostra dieta per un po' di tempo ed eliminare quei chili di troppo.

L'autodisciplina e la sua cugina, la forza di volontà, hanno una forte influenza sul successo o il fallimento della dieta.

Questo libro vi darà risposte e consigli per aiutarvi a mettervi a dieta con successo, nonostante tutti i difficilissimi ostacoli che rendono così complicato riuscire a dimagrire. Tratteremo le 5 consapevolezze più importanti per le persone a dieta, che vi aiuteranno a iniziare la dieta con il piede giusto. Scopriremo l'argomento delle voglie e il modo di affrontarle in modo intelligente. Tratteremo anche di alcuni sistemi scientifici per migliorare il senso di sazietà e rendere la dieta meno impegnativa.

Imparerete come dire addio per sempre ai cibi malsani (o semplicemente come smettere di mangiarli regolarmente, perché l'obiettivo non è quello di trasformarvi in persone che mangiano solo insalate, senza neppure indulgenze occasionali), come affrontare le scuse e le razionalizzazioni più comuni delle persone a dieta (che in realtà sono problemi di autodisciplina) e, infine, come aiutarvi a pianificare una vita disciplinata in modo più olistico.

In quanto autore di libri sullo sviluppo personale - compresi libri sull'autodisciplina e la perseveranza, ho familiarità con il circolo vizioso del cambiamento di sé. Poche cose scoraggiano le persone come il provare più e più volte, senza ottenere risultati.

Con questo libro, spero di aiutarvi a spezzare questo circolo e finalmente raggiungere il cambiamento che desiderate disperatamente nella vostra vita. Le cose possono migliorare, e io sono qui per darvi una mano.

Liberatoria - Come in tutti i miei libri, ancora una volta sottolineo un punto importante: per formazione non sono un medico o uno psicologo e non sono qualificato in alcun modo per prendere decisioni vitali al posto vostro. Dovreste consultare un esperto in merito a ogni consiglio che volete mettere in pratica; soprattutto quando prendete decisioni relative alla vostra salute.

Nota - Mi è venuta l'idea di questo libro mentre scrivevo un sottocapitolo su questo argomento nel mio libro precedente, *Autodisciplina quotidiana*. Alcuni paragrafi del mio vecchio lavoro sono stati adattati e ampliati per questo libro.

Capitolo 1: 5 importanti consapevolezze per consolidare la vostra autodisciplina in materia di dieta

Per quante cose si sappiano sullo stare a dieta, poche persone sono a conoscenza di certe caratteristiche chiave che possono supportare o distruggere la risoluzione. La comprensione di alcune delle più importanti peculiarità dello stare a dieta, e il loro effetto sulla vostra autodisciplina, può essere di enorme aiuto.

In questo capitolo tratteremo sia alcuni di questi fatti sorprendenti, sia dell'attitudine giusta per riuscire. Senza questa conoscenza fondamentale e di base combatterete molto più del necessario.

La dieta richiede molto tempo – Impostate le giuste aspettative

Beh, ma dai... logico, no? Non proprio. Molte persone sottovalutano il tempo che ci vuole per perdere il peso in eccesso, e questo è uno dei motivi più comuni del loro fallimento.

Una regola empirica afferma che è necessario un deficit energetico di 3500 kcal per perdere mezzo chilo di grasso[1]. Per stabilire un deficit settimanale di 3500 kcal, è necessario avere un deficit giornaliero di 500 calorie.

Secondo i dati del sondaggio nazionale riportati nelle Linee Guida Dietetiche per gli Americani del 2010, l'apporto calorico presunto tra le donne e gli uomini di età superiore ai 19 anni è stimato rispettivamente in 1785 e 2640 calorie al giorno[2].

Tuttavia, uno studio del 2003 sulle differenze tra il fabbisogno calorico stimato e l'apporto calorico autosegnalato, tra le donne, dimostra che i soggetti dichiaravano circa un 25% in meno del loro apporto calorico reale[3].

In altre parole, le citate 1785 e 2640 calorie sono in realtà più vicine a 2230 calorie per le donne e 3300 calorie per gli uomini. Dato che il Dipartimento dell'Agricoltura degli Stati Uniti dichiara che una donna sedentaria di 18 anni necessita di 1600-2000 calorie e un uomo di età superiore ai 18 anni da 2000 a 2400 calorie[4] al giorno, c'è un'eccedenza media di 230 - 630 calorie per le donne e da 900 a 1300 calorie per gli uomini.

Per scoprire le vostre esigenze individuali, potete calcolare il metabolismo basale (BMR) usando la formula di equazione di Harris & Benedict per determinare il dispendio energetico totale giornaliero (calorie necessarie per mantenere il peso attuale). Quindi è possibile sottrarre una quantità specifica di calorie dalla dieta quotidiana, ad esempio 500 calorie, per ottenere un deficit di 3500 calorie a settimana. Cercate online "Calcolo BMR" o "legge di Harris & Benedict" per trovare strumenti utili che vi aiutino a calcolare il dispendio energetico giornaliero totale.

Siate coscienti del fatto che l'apporto calorico è più elevato per gli individui sovrappeso e obesi. La persona media che vuole seguire una dieta potrebbe avere un surplus giornaliero di 1000 calorie per le donne e oltre 1500 calorie per gli uomini. Ora aggiungete il deficit di 500 calorie al giorno per la dieta e taglierete 2000 calorie dall'assunzione giornaliera, giorno dopo giorno, solo per perdere mezzo chilo di grasso a settimana.

Di conseguenza, non è possibile ripristinare anni di abitudini alimentari insalubri in soli pochi giorni o settimane. Le persone che non si rendono conto di questo fatto sono più inclini a rinunciare. Sarete tentati di rinunciare dopo tre mesi, quando vi renderete conto che avete davanti ancora diversi mesi, se non più di un anno, per raggiungere il vostro peso ideale.

Se, tuttavia, stabilite fin dall'inizio le giuste aspettative, limiterete notevolmente la tentazione di rinunciare. Sarete preparati, e questo aumenterà la vostra autodisciplina riducendo allo stesso tempo lo scoraggiamento.

Se ci concentriamo sulla perdita di peso sostenibile a lungo termine, perdere un chilo di grasso a settimana è un numero certo. Ciò significa circa 2 chili al mese e 24 chili l'anno. Calcolate quanto peso volete perdere e quanto tempo ci vorrà in base a questi numeri, non basandovi sulle affermazioni non realistiche contenute negli articoli sulle diete miracolose.

Con questa conoscenza, potrete evitare la sindrome della falsa speranza (stabilendo aspettative non realistiche e non riuscendo, solo per ricominciare con un'altra serie di aspettative irrealistiche) che porta a tentativi frequenti, infruttuosi e frustranti di cambiare[5]. Potete iniziare la vostra dieta col piede giusto, con le giuste aspettative. Se siete preparati fin dall'inizio al fatto che ci vorranno diversi mesi o più di un anno per raggiungere il vostro obiettivo, avrete bisogno di molta meno forza di volontà per attenervi alla dieta.

Non si tratta solo di autodisciplina e forza di volontà

Quando fate la dieta, l'autodisciplina è uno dei tanti pezzi del puzzle necessari per riuscire. L'autodisciplina, che sceglie continuamente la gratificazione posticipata rispetto a una ricompensa istantanea, è il primo strumento per attenersi a una dieta. Tratto molti dettagli riguardanti la costruzione di una forte autodisciplina nei miei libri *Come sviluppare l'autodisciplina* e *Autodisciplina quotidiana*.

La forza di volontà è un concetto simile. Mentre la maggior parte delle persone usa la forza di volontà e l'autodisciplina in modo intercambiabile, a me piace descrivere l'autodisciplina come qualcosa che si applica all'atteggiamento generale a lungo termine (ad es., alle abitudini quotidiane), mentre la forza di volontà è la vostra abilità di autocontrollarvi in situazioni specifiche (ad esempio resistendo a un pezzo di torta).

Tuttavia, non potete aspettarvi di avere successo con la sola forza di volontà o l'autodisciplina. In alcuni casi, vi mancheranno entrambi questi strumenti, e, se non avete gli altri tre - mentalità positiva, giusta motivazione e abitudini consolidate - fallirete.

Ad esempio, la vostra forza di volontà può fallire quando mangiate troppo e vi sentite in colpa. Sarete inclini a pensare: "al diavolo, ho rovinato tutto", cosa che vi porterà a imbrogliare ulteriormente. L'entrare in un circolo vizioso è quasi una garanzia, finché non userete gli altri strumenti.

Una mentalità positiva è il primo di questi strumenti. Se pensate dall'inizio che fallirete, allora nessuna autodisciplina vi aiuterà a sfuggire a questa profezia autoavverante. Inoltre, pensare che uno scivolone ogni tanto può andare bene, finché continuate a procedere, vi aiuterà a gestire le battute d'arresto in modo ponderato.

Anche avere la giusta motivazione - il secondo di questi strumenti - può essere d'aiuto. Un ragazzo di vent'anni circa che cerca di perdere peso per attirare le donne avrà una determinazione più debole rispetto a una donna di cinquanta o giù di lì che deve perdere peso per forza, se non vuole avere un infarto.

Ultimo ma non meno importante, avete bisogno di abitudini consolidate. Se fate automaticamente una determinata attività (ad esempio, bere una tazza di caffè al mattino), non avrete bisogno di alcuna forza di volontà per continuare a ripetere questo comportamento ogni giorno.

Se sviluppate l'abitudine di mangiare sano quotidianamente, quindi, tornerete al comportamento predefinito anche quando incontrerete degli ostacoli. Ecco perché sviluppare abitudini corrette è un'altra chiave per raggiungere il successo: anche se per un breve periodo di tempo la vostra forza di volontà dovesse abbandonarvi, le vostre abitudini saranno lì per aiutarvi.

Gli studi hanno dimostrato che ci vogliono dai 18 ai 254 giorni per formare una nuova abitudine[6]. In media, ci vogliono 66 giorni per rendere automatico un nuovo comportamento.

Ogni giorno in cui ripetete l'abitudine che intendete rendere parte del vostro programma giornaliero, avrete bisogno di meno disciplina per abituarvi. In seguito, tratteremo nei dettagli come attenerci alla nostra abitudine abbastanza a lungo da renderla un'abitudine radicata.

La vostra dieta conta poco (e talvolta molto)

Il Dr. David Katz e Stephanie Meller del Centro di ricerca sulla Prevenzione dell'Università di Yale hanno confrontato varie diete popolari come quella a basso tenore di carboidrati, la dieta povera di grassi, quella ipoglicemica, la mediterranea, la dieta mista/bilanciata (DASH), la dieta paleolitica, la dieta vegana ed elementi di altre comuni diete dimagranti[7].

La conclusione della loro ricerca è che ogni dieta è associata alla promozione della salute e alla prevenzione delle malattie, purché sia costituita "da alimenti minimamente lavorati e vicini alla natura, prevalentemente vegetali".

In altre parole, starete bene finché scegliete una dieta che si concentra in un modo o nell'altro sul consumo di alimenti non trasformati, evitando quelli altamente trasformati. Potrete aspettarvi risultati simili sia che scegliate una dieta a basso contenuto di carboidrati, sia che scegliate una dieta paleo, una dieta DASH o qualsiasi altra dieta nota: sempre che, naturalmente, la seguiate con attenzione.

15

L'unica cosa che fa la differenza, quando scegliete una dieta, è il suo impatto sulla vostra autodisciplina. Tutte le diete menzionate possono funzionare, ma questo non significa che tutto funzionerà bene per voi.

Per alcune persone, una dieta a basso contenuto di carboidrati è un incubo perché si sentono troppo limitate se non riescono a mangiare nemmeno uno dei loro cibi preferiti ad alto contenuto di carboidrati. Per altre persone, una dieta paleo e l'esclusione di tutti i tipi di cereali è troppo impegnativa. Prima di impegnarvi in una dieta, chiedetevi quale vi sembra troppo restrittiva e quale invece vi sembra sopportabile o persino facile.

Per dimagrire, io ho usato la dieta a basso contenuto di carboidrati[8] perché mi piaceva la sua semplicità e la possibilità di gustare settimanalmente i miei cibi preferiti.

Più avanti vi ho apportato alcune modifiche, e poi l'ho abbandonata quando ho raggiunto il peso desiderato e ho preferito passare a qualcosa di più sostenibile e con meno restrizioni. Tuttavia, ha fatto il suo lavoro durante il periodo di dimagrimento, senza sfidare troppo la mia forza di volontà.

Era la cosa giusta per me. Una dieta vegana, per esempio, non sarebbe andata bene perché avrei trovato troppo difficile smettere di mangiare uova e latticini.

Scegliete attentamente la vostra dieta, ma non pensateci troppo in termini di efficacia. Concentratevi invece su quanto possa essere facile o difficile da mantenere per i prossimi mesi (o qualsiasi altro lasso di tempo per raggiungere il vostro peso target, che avrete calcolato con la regola di 3500 calorie per mezzo chilo di grasso).

Il cambiamento permanente non riguarda la dieta

Davvero troppe persone credono che tutto andrà bene e sono soddisfatte di mettersi a dieta per tre mesi, perdere qualche chilo e poi tornare alle loro vecchie abitudini alimentari. Mi dispiace dirlo, ma non è così che funziona.

Se volete cambiamenti permanenti, dovete cambiare la vostra vita in modo permanente. Una

17

dieta (comprese quelle più restrittive) può aiutarvi a raggiungere il vostro obiettivo di peso, ma è solo il primo passo verso la salute ottimale.

Una volta terminata la dieta dimagrante, sarà il momento di apportare altre modifiche permanenti alle vostre abitudini alimentari. I primi mesi della dieta, quando avrete un deficit calorico, saranno diversi dalla dieta che seguirete una volta perso l'eccesso di peso e vorrete tornare al livello di mantenimento delle calorie. Se pensate alla vostra dieta in termini di "bene, mi limiterò a seguirla per alcuni mesi, a perdere i chili che devo perdere e poi tornerò a mangiare pizza a colazione", resterete veramente delusi, perché tornerete velocemente al vostro peso iniziale (e poi prenderete diversi chili in più).

Discuteremo delle abitudini corrette e costruiremo il vostro nuovo stile di vita nei capitoli 5 e 6. Per ora, ricordate che se non vi impegnate ad apportare cambiamenti permanenti nella vostra vita (e sì, questo comprende la diminuzione o l'eliminazione di certi cibi), potrete anche chiudere subito questo libro e dimenticare la dieta, perché non cambierà nulla nel grande schema delle cose.

Le diete estreme possono essere più efficaci (e aumentare la vostra forza di volontà)

Contrariamente alle credenze popolare, se siete in sovrappeso o obesi, una perdita di peso rapida può essere più efficace di una perdita di peso lenta (che invece è più consigliabile per gli anziani[9] o per le persone già magre [10]).

Una revisione del 2000 condotta da ricercatori danesi ha dimostrato che "una maggiore perdita di peso iniziale, indotta senza cambiamenti nello stile di vita (quindi, ad esempio, con sostituti liquidi del pasto o farmaci anoressizzanti) migliora il mantenimento del peso a lungo termine, a condizione che tale perdita iniziale sia seguita da un programma integrato di mantenimento del peso della durata di 1-2 anni"[11].

Un articolo del 2001 di uno scienziato olandese afferma che "ci sono prove che una maggiore perdita di peso iniziale, usando diete ipocaloriche seguite da un programma di mantenimento del peso attivo, inclusa terapia comportamentale, educazione

19

alimentare ed esercizio fisico, migliora il mantenimento del peso"[12].

I ricercatori che nel 2010 hanno condotto uno studio su 262 donne obese di mezza età hanno anche scoperto che ci sono "vantaggi sia a breve che a lungo termine in una rapida perdita di peso iniziale. Quelle che avevano perso peso rapidamente avevano ottenuto una riduzione maggiore del peso e un mantenimento del peso a lungo termine, e non erano più suscettibili a riacquistare peso rispetto a chi lo aveva perso gradualmente"[13].

Infine, uno studio australiano del 2014, sul tasso di dimagrimento che influenza il mantenimento del peso a lungo termine, ha dimostrato che "il tasso di perdita di peso non influenza la percentuale di peso recuperato nell'arco di 144 settimane"[14]. In altre parole, non vi era alcuna differenza tra il gruppo della perdita di peso graduale e il gruppo della perdita rapida in relazione al riacquisto del peso.

Come hanno concluso gli scienziati, "questi risultati non sono coerenti con le attuali linee guida dietetiche che consigliano una perdita di peso graduale rispetto a una rapida, e sono basate sulla convinzione che una rapida perdita di peso venga recuperata più rapidamente".

Se volete iniziare la dieta avendo una bella spinta motivazionale e aumentando la vostra forza di volontà per il futuro, prendete in considerazione una dieta dimagrante rapida, che vi aiuterà a perdere qualche chilo nelle prime settimane.

Ricordate che l'obiettivo è quello di perdere rapidamente grasso, non peso in muscoli o in liquido, disidratandovi: per questo motivo, assicuratevi di avere abbastanza proteine e acqua nella vostra dieta. Quando la dieta diventa troppo difficile da mantenere, rendetela meno drastica, aumentando il consumo calorico giornaliero e/o includendo alcuni gruppi alimentari che prima erano vietati, ma che sono comunque sani.

Se siete persone impazienti, sarete più determinati a continuare vedendo risultati rapidi che non iniziando a perdere peso lentamente. Ma se vi sta bene un progresso senza fretta, anche un approccio lento e costante funzionerà.

5 IMPORTANTI CONSAPEVOLEZZE PER CONSOLIDARE LA VOSTRA AUTODISCIPLINA IN MATERIA DI DIETA: RIEPILOGO VELOCE

1. La dieta richiede molto tempo. Se non si impostano le giuste aspettative, si è destinati a fallire. Calcolate quanto peso potete perdere con la regola di un deficit di 3500 calorie a settimana per bruciare mezzo chilo di grasso. Accettate il fatto che un dimagrimento lento sia il risultato più probabile, non i risultati suggeriti dai creatori di diete miracolose. Usate un calcolatore di BMR e l'equazione di Harris & Benedict per scoprire il vostro consumo energetico giornaliero individuale e poi calcolate il deficit settimanale.

2. Quando siete a dieta non potete fare affidamento sulla sola forza di volontà. Se non avete la giusta motivazione e un atteggiamento positivo, sarà difficile andare avanti quando tutto va storto. Sviluppate abitudini positive per sostenere la forza di

volontà. Le ripeterete automaticamente anche se la forza di volontà svanisce.

3. Finché la dieta si concentra su cibi integrali, non importa che si segua una dieta paleo, una dieta a basso contenuto di carboidrati o una dieta a basso indice glicemico. Tutte queste diete possono avere successo. Ciò che conta è che dieta sia giusta per chi la fa. Se la dieta che si desidera seguire è eccessivamente restrittiva per la propria situazione personale (ad esempio, vieta di mangiare frutta quando invece la adoriamo), è probabile che non riesca. Scegliete una dieta adatta alle vostre abitudini alimentari e che possiate mantenere per molto tempo.

4. Il cambiamento permanente non riguarda la dieta. Se vi avvicinate alla dieta come soluzione a breve termine (e poi volete tornare alle vecchie abitudini alimentari poco sane), non apporterete mai cambiamenti duraturi alla vostra vita. È solo quando la dieta viene abbinata allo sviluppo di abitudini alimentari corrette e permanenti che si può ottenere un successo duraturo.

5. Se siete in sovrappeso o obesi, le diete dimagranti rapide possono avere più successo delle diete normali. Se siete impazienti e rischiate di rinunciare se non vedete risultati rapidi, prendete in considerazione una dieta più estrema per alcune settimane. Quando vedrete risultati rapidi e visibili, vi sentirete motivati a continuare (anche quando, alla fine, passerete a una dieta più sicura e più lenta).

Capitolo 2: Come gestire le voglie

Che abbiate una forte determinazione o meno, a un certo punto della dieta sperimenterete le *voglie*.

Voglie opprimenti possono portare a un rimpinzarsi non programmato e incontrollabile di cibi malsani, che spesso porta al senso di colpa e alla brusca conclusione della dieta.

Come è possibile migliorare il proprio autocontrollo e gestire le voglie con più facilità? È comunque possibile farlo, in termini assoluti? In questo capitolo esploreremo le risposte a queste domande.

L'essenza di una voglia

Le voglie sono solitamente innescate da un determinato spunto e seguite da un'azione specifica (la vostra abitudine).

Se desiderate spasmodicamente del cioccolato, forse è perché vi è capitato di vedere qualcuno che mangiava una barretta di cioccolato. L'abitudine che segue è l'acquisto di cioccolato per voi.

Se non potete fare a meno di pensare a mangiare la pizza, dopo che siete passati davanti a una pizzeria, questa è il vostro spunto. L'abitudine consiste nel fermarsi e ordinare la pizza.

Se pensate al gelato dopo aver mangiato la cena, forse il vostro spunto è che siete abituati a mangiare un dessert e il vostro corpo è addestrato ad aspettarlo a un'ora specifica.

Un segnale (spunto) porta a una tentazione, che a sua volta porta all'azione (sbagliata).

Fortunatamente, anche se gli spunti sono difficili da modificare, possiamo modificare le abitudini che li seguono. Se al momento avete uno spunto per cui dovete assolutamente mangiare qualcosa di zuccherino alle 2 del pomeriggio, nel vostro cervello si accenderà un desiderio ardente di dolci esattamente alle 2 del pomeriggio. L'abitudine seguente - ad esempio, mangiare un pezzo di cioccolato - è garantita, a meno che non venga modificata.

Se cedete e mangiate cioccolato, renderete solo più forte l'associazione. Se resistete e lo sostituite con un'alternativa sana (diciamo una mela, invece di una barretta di cioccolato), dopo un tot di tempo smetterete di desiderare una tavoletta di cioccolato e desidererete invece una mela. Certo, i primi tentativi saranno difficili, ma resistere alla vecchia azione vi verrà più facile, con il tempo.

La cosa difficile è sopportare il periodo di cambiamento. È facile dire "sostituirlo con un'alternativa sana". Ma farlo è difficile, quando non riuscite a smettere di pensare a una deliziosa torta al cioccolato.

Ci sono diversi modi per sconfiggere le tentazioni. Il primo passo è...

Eliminare le tentazioni

Eliminare le tentazioni dalla vista è la strategia più semplice ed efficace per gestire le voglie.

Se non avete cibi proibiti in casa, sarà più facile resistere alla tentazione di imbrogliare. Se invece sono sempre a portata di mano, vi renderete inutilmente difficile restare a dieta.

Iniziate il vostro impegno svuotando frigorifero e dispensa dai cibi non sani. In caso contrario, incapperete in un imbroglio non programmato prima di quanto pensiate. Questo non è un consiglio facoltativo: è obbligatorio, se siete seri in merito ai risultati che volete ottenere.

C'è un mondo di differenza tra l'avere una tavoletta di cioccolato proprio lì accanto a voi e averla in un negozio a 15 minuti da casa.

Nel primo caso, tutto quello che vi viene chiesto è di fare qualche passo, aprire la dispensa e mettervi in bocca il cioccolato. Nel secondo caso, dovrete mettere le scarpe, prendere le chiavi della macchina, entrare in auto, andare al negozio, trovare quello che desiderate, comprarlo e tornare a casa. Se una voglia è debole, è possibile che non siate in vena di fare tutte queste cose solo per soddisfarla.

Lo stesso consiglio vale per qualsiasi altro elemento dell'ambiente che generi la tentazione: TV (pubblicità), andare nelle vicinanze dei vostri ristoranti o fast food preferiti, ecc.

Se vi vengono delle voglie al lavoro, e andate sempre a un distributore automatico per prendere qualcosa di malsano, non portate soldi con voi. È possibile che siate ancora tentati di comprare quella tavoletta, ma cosa potrete fare, senza soldi? Prenderli in prestito da un collega?

"Ehi, Paolo, ciao. Mi presteresti cinque euro, così posso ingozzarmi di queste deliziose tavolette di cioccolato?" … dovrebbe essere un deterrente sufficiente a non farlo.

Se la vostra routine giornaliera prevede che passiate davanti al vostro fast food preferito, cambiate il percorso in modo da non essere tentati di ricadere nelle vecchie abitudini.

Se le pubblicità vi fanno venire fame, non guardate la televisione o lasciate la stanza durante gli spot. Meno sono i fattori scatenanti che vi infastidiscono ogni giorno, più è facile affrontare le voglie.

Una volta, mi trovai a desiderare, per alcuni giorni di fila, una particolare tavoletta di cioccolato. Quando finalmente sentii che potevo indulgere, non ero dell'umore giusto per andare al negozio solo per comprarla... e il desiderio era svanito. Sono sicuro che, se l'avessi avuta a casa, non avrei esitato a mangiarla.

È possibile che non siate a conoscenza dei vari spunti che generano voglie. Fare una lista delle situazioni in cui sentite di più questi desideri vi aiuterà a trovare modi per eliminare le tentazioni o gli spunti pericolosi. Diciamo che potreste scrivere:

- Ogni volta che passo vicino alla mia hamburgeria preferita e voglio fermarmi a prendere qualcosa,

- ogni volta che passo davanti al distributore automatico al lavoro e mi rendo conto che è ora di pranzo,

- ogni volta che non mangio un pasto soddisfacente e gustoso e sento il bisogno di mangiare qualcosa di saporito,

- ogni volta che faccio un sonnellino e mi sveglio con la voglia di qualcosa di dolce,

- ogni volta che incontro il mio amico/a per un caffè e lui/lei ordina torta al cioccolato.

Ora potete trovare dei modi per eliminare queste situazioni e spunti dalla vostra vita. Così:

- Non passate davanti alla vostra hamburgeria preferita. Trovate un percorso diverso, anche se richiede più tempo.

- Non passate davanti al distributore automatico, se vi è possibile. In caso contrario, non portate contanti e carte di credito con voi al lavoro.

- Imparate a cucinare pasti gustosi che vi sazino, o mangiate in un ristorante sano. Fate tutto il possibile per evitare pasti insipidi e trovate dei cibi gustosi *e* salutari.

- Smettete di fare il sonnellino, se poi non riuscite a controllare le voglie successive. Se non potete vivere senza sonnellini, eliminate qualsiasi dolce dalla vostra casa (avreste dovuto farlo comunque) e tenete solo della frutta. Presto svilupperete l'abitudine più sana di mangiare la frutta dopo un sonnellino.

- Portate l'amico o l'amica in un altro posto, dove non possa ordinare nulla di poco sano. Mangiate un pasto abbondante e saziante prima di incontrarlo/la, per non sentirvi affamati. Portate solo denaro sufficiente (e nessuna carta di credito) a pagare il caffè e nient'altro.

È più facile rimuovere il pericolo di una voglia prima di sentirla che non imparare a usare la forza di volontà per resisterle. Come si dice, un grammo di prevenzione vale un chilo di cura. Per migliorare le vostre possibilità di successo, fate un piano d'azione e cambiate abitudini.

Il potere dell'attesa

Nel famoso esperimento di Stanford sulla gratificazione ritardata, gli scienziati offrirono ai bambini la scelta tra un piccolo premio immediato (un marshmallow, un biscotto o un pretzel) o due piccoli premi 15 minuti dopo[15]. Durante il periodo di attesa, l'esaminatore uscì dalla stanza, lasciando i bambini con il premio attraente a portata di mano. Alcuni bambini rinunciarono e mangiarono subito la ricompensa, perdendo così i due premi più tardi, mentre altri riuscirono a resistere alla tentazione.

I successivi studi di follow-up hanno dimostrato che i bambini che erano stati in grado di resistere alla tentazione avevano più successo nella vita (come misurato dai punteggi SAT, dall'incidenza di problemi comportamentali e dal BMI)[16].

In che modo i bambini hanno affrontato la tentazione, soprattutto considerando che avevano poca autodisciplina rispetto agli adulti? Si sono distratti.

Come osservò il ricercatore principale, Walter Mischel, alcuni "si coprivano gli occhi con le mani o si giravano per non vedere il vassoio, altri iniziavano a prendere a calci la scrivania, si tiravano i capelli o accarezzavano i marshmallow come se fossero dei piccoli peluche".

Anche se non sembra poi una grande strategia, accarezzare le barrette di cioccolato che non volete mangiare o dare calci alla scrivania ogni volta che siete tentati di cedere, l'idea che vi sta dietro lo è: distrazione.

Attendere la tentazione per quindici minuti è di solito sufficiente a ridurne il desiderio o a eliminarlo del tutto.

Ogni volta che provate una tentazione, ditevi che aspetterete quindici minuti, poi deciderete se cedere o meno. Se il desiderio è ancora lì, concedetevi altri quindici minuti.

Mentre aspettate quindici minuti (o trenta, o sessanta... qualunque cosa funzioni per voi) prima di agire per soddisfare la voglia, distraetevi. Meglio ancora, invece di provare a *non* pensare alla tentazione, cercate di concentrarvi su qualcos'altro finché non passa.

Chiamate un amico. Iniziate a guardare un film. Fatevi una passeggiata. Giocate col vostro gatto o cane. Leggete qualcosa. Impegnatevi in un compito che avete rinviato a lungo (pulizie?) Qualunque cosa scegliate, assicuratevi di immergervi nell'attività, così da fare una pausa dalla voglia.

Usate la vostra immaginazione per "uccidere" la voglia

Alcuni tipi di cibi malsani sono così dannosi per voi che è meglio evitarli per sempre, o mangiarli solo una volta ogni tanto. Tra questi vi sono: patatine, bevande gassate (comprese quelle dietetiche, piene di dolcificanti artificiali nocivi), popcorn fatti nel microonde (quelli classici vanno bene) e cereali zuccherati.

Come potete distruggere in modo permanente le vostre voglie per questi alimenti che provocano dipendenza, se li mangiate da molto tempo? Cambiate le associazioni: questo funziona quasi come il lavaggio del cervello.

La tecnica è di rendere il più indesiderabile possibile il cibo che di cui avete voglia. Invece di distrarvi cercando di non pensare alla voglia, concentratevi sul cibo che volete mangiare, ma rendetelo poco attraente.

Potete immaginare di imbottirvi la faccia con una tavoletta di cioccolato per rendervi conto di quanto sembrerete poco attraenti e deboli. Ricordate quanto vi sentite gonfi o comunque a disagio dopo aver mangiato un certo dolcetto malsano. Immaginate di mangiarlo di fronte a un vasto pubblico.

Potete anche dare un'occhiata agli ingredienti del cibo che volete mangiare e leggere gli effetti negativi che hanno sul vostro corpo. Rendetelo il più realistico possibile. Leggete la vita quotidiana delle persone gravemente obese, cercate "trapianto di cuore" su Wikipedia e immaginate cosa potrebbe accadervi se continuate a mangiare il cibo che desiderate.

Immaginate di trovarvi sul letto di morte, con tutti i familiari che vi guardano con tristezza, sapendo che, se non fosse per la vostra dieta malsana, sareste ancora vivi e vegeti.

Pensate all'esempio che state dando ai vostri figli. Vorreste che fossero obesi e malati, in futuro, perché avevano preso esempio da voi che vi ingozzavate di cibo-spazzatura?

Sì, sono consapevole di quanto siano angoscianti questi esempi. Devono essere spiacevoli ed emotivi, per darvi una spinta motivazionale negativa. Devono rovinare le vostre associazioni positive con il cibo che desiderate, ecco perché è probabile che non lo toccherete (almeno per questa volta).

Mangiavo quantità allucinanti di maccheroni al formaggio (detto anche "mac and cheese", piatto di origine inglese). Era uno dei miei pasti base. Per me è stata una sfida anche solo smettere di mangiarlo ogni singolo giorno, figuriamoci in modo permanente.

Alcuni anni in cui ho seguito religiosamente le mie nuove abitudini alimentari hanno risolto la mia dipendenza dal *mac and cheese*, ma a volte ne ho ancora una voglia matta.

Se in un dato giorno, quando ne sento il desiderio, non voglio imbrogliare, mi ricordo di quanto mi fa male allo stomaco. Cerco di immaginare quanto velocemente il gusto passi da incredibile (i primi morsi) a solo buono (pochi minuti dopo) a "non posso più mangiarne" (mentre c'è ancora del cibo nel piatto). Mi ricordo anche una cosa che ho visto online, un'immagine orribile dello stomaco che digerisce la pasta.

Secondo il divario empatico freddo-caldo[17], generalmente troviamo difficile immaginare e capire come ci si sente a essere in uno stato opposto. Se siamo sazi, è difficile capire come la fame possa prendere il nostro controllo. Se siamo arrabbiati o tristi, è difficile capire come ci si senta ad essere felici. O se non siamo eccitati sessualmente, non riusciamo a prevedere il tipo di decisioni sessuali rischiose che possiamo prendere mentre siamo nello stato "caldo"[18].

Nel caso della voglia di *mac and cheese*, è difficile immaginare che mangiarlo potrebbe *non* essere delizioso. È solo quando vi arrendete che potete provare l'emozione che non vi sareste mai aspettati durante il vostro stato "caldo" (e poi trovate difficile credere che non avreste potuto resistere alla tentazione, dato che l'esperienza si rivela insoddisfacente).

Essere consapevoli di questo pregiudizio o bias può aiutarvi a evitare di cedere alla tentazione. Invece di restare perplessi (ancora una volta) per il fatto di aver immaginato che il cibo proibito fosse così squisito (e scoprire che invece non è tanto incredibile, e avere solo il senso di colpa come ricompensa), pensateci prima di prendere la decisione sbagliata.

Immaginate più che potete che non abbia quel sapore fantastico che pensate. La logica non funziona sempre per evitare queste decisioni sbagliate (dopo tutto è una voglia emotiva), ma può aiutare.

Usate i vostri progressi per combattere le voglie

Il motivo più importante per cui dovreste prendere misure e fare fotografie del vostro corpo è quello di monitorare i progressi. Se non sapete se state dimagrendo o se invece il vostro peso rimane lo stesso, sarà difficile conservare la forza di volontà per andare avanti.

C'è un'altra ragione per cui dovreste farlo, però, ed è un'arma potente quando si combattono le voglie, specialmente in una fase successiva della dieta. Se scattate delle foto ogni qualche settimana e vi pesate ogni settimana o due, è facile vedere i progressi e ottenere una spinta motivazionale.

Se sentite che state per soccombere a una voglia, date un'occhiata alle foto dei vostri progressi e ai grafici del peso che scende. Riflettete sul fatto che, se vi arrendete, è probabile che minaccerete i vostri futuri progressi. In molti casi, sarà sufficiente resistere alla tentazione o almeno ridurne l'intensità.

Anche quando completate la vostra dieta, è una buona abitudine pesarvi ogni settimana o giù di lì per controllare se le nuove abitudini alimentari funzionano o hanno bisogno di essere modificate. Non fate affidamento solo sul peso, però. Misurando la vita e i fianchi e insieme monitorando il peso si ottiene un'immagine migliore del proprio fisico. Un sistema di tracciamento così semplice vi aiuterà anche a mantenere abitudini sane e ad evitare voglie.

Pianificate le vostre voglie

È utile essere una persona autodisciplinata, ma questo non significa che le cose debbano essere difficili. Più facile è la dieta, meno è probabile che cediate a una tentazione e abbandoniate.

Nel mio caso, seguendo una dieta con un chiaro giorno-truffa settimanale, sapevo che avrei solo dovuto posticipare le mie voglie di alcuni giorni.

Non era necessario rinunciare ai miei cibi malsani preferiti per sempre, ma solo per pochi giorni. Dopo un po' di tempo, ho smesso di desiderare tanto questi cibi, quindi alla fine prendere la via più facile (il giorno-truffa ogni settimana) era meglio che rendere le cose troppo impegnative (non permettermi alcun giorno-truffa).

Anche la scienza concorda sulla validità di questi pasti-truffa. L'eccesso di cibo durante una dieta a basso contenuto calorico aiuta ad aumentare i livelli di produzione di leptina (una proteina simile agli ormoni che regola il peso corporeo e l'energia) di quasi il 30% per un massimo di 24 ore[19]. Questo aumento post-truffa aumenta il metabolismo e può anche portare a una motivazione migliore[20].

Il modo più sicuro per fare un giorno-truffa è scegliere un giorno specifico della settimana, diciamo sabato (visto che la maggior parte della gente mangia fuori durante i fine settimana) e limitare tutti i cibi malsani a quel lasso di tempo, da quando vi svegliate al momento in cui andate a dormire.

Quando il vostro giorno-truffa flessibile serve principalmente da pausa fisica, mangiate quello che volete, quanto volete (entro limiti ragionevoli, non sentitevi male!). L'obiettivo è smettere di pensare alla vostra dieta e a qualsiasi tipo di restrizione e semplicemente godervi il cibo. Un giorno di banchetti non rovinerà tutti i progressi fatti (purché manteniate un deficit stretto nel corso dei restanti sei giorni), e il break psicologico vi aiuterà a continuare a seguire una dieta a lungo termine.

Tenete presente solo una cosa: nessuna traccia del vostro giorno-truffa dovrebbe restare nel frigorifero o nella dispensa, il giorno successivo. Mangiate tutto ciò che acquistate in quel giorno o, se non riuscite a finire tutto, datelo a qualcun altro. In alternativa, datelo a qualcun altro per sicurezza fino al vostro giorno-truffa successivo. In nessun caso lasciatelo in casa: se fare seguire un giorno-truffa non programmato a un giorno-truffa programmato, molto probabilmente interromperete la dieta.

Come ottenere il meglio da un giorno-truffa

Purtroppo, solo giorni-truffa ad alto contenuto di proteine e carboidrati e a basso contenuto di grassi influenzano i livelli di leptina[21]. In altre parole, se il solo scopo di truffare è quello di aumentare i livelli di leptina, bisogna dire di no a pizza, gelato, cioccolato e altri alimenti grassi.

Non sembra un buon giorno-truffa, vero? Se volete essere severi, potete strutturarlo in questo modo. Ma se preferite la flessibilità a spese di progressi più lenti, non controllate i vostri giorni-truffa in modo così rigoroso.

Ci sono sia gli effetti fisiologici che quelli psicologici del truffare. Anche se non è possibile ottenere i benefici fisiologici massimi perché si sceglie di non avere un giorno a basso contenuto di grassi, è comunque possibile godere di quelli psicologici.

Darvi una pausa programmata vi salverà dai sensi di colpa. Invece di entrare nel circolo vizioso del post-colpa ("Ho già rovinato tutto, non ha senso tornare in carreggiata") - che sicuramente accadrà, perché poche persone possono seguire una dieta rigorosa con un'accuratezza del 100% - vi sentirete bene, sapendo che era tutto pianificato in anticipo.

Si tratta di un impegno a lungo termine, non di privarsi di tutto sperando di combattere ogni singola tentazione. Finché manterrete sane abitudini alimentari nell'80-90% del tempo, starete bene. Più a lungo vi attenete a una dieta sana, migliore sarà la vostra salute, anche con ritorni occasionali a cibi meno sani.

Per ridurre gli effetti negativi dell'aumento del consumo calorico, provate a iniziare il vostro giorno-truffa con un allenamento che consumi glicogeno a stomaco vuoto, al mattino. Una solida sessione di sollevamento pesi in palestra può essere la soluzione.

Alcune persone fanno seguire il giorno-truffa da giorni di digiuno; giorni senza mangiare nulla o con solo un piccolo pasto ricco di proteine. È così che di solito strutturo i miei giorni-truffa. Il giorno successivo a un aumentato consumo di calorie è un giorno a zero calorie, solo con acqua (sono ammessi anche tè e caffè nero).

Come scrive il bodybuilder e preparatore atletico John Romaniello, "dare un giorno libero al vostro apparato digerente ha i suoi vantaggi. Non solo costringerà il vostro corpo a utilizzare in modo più efficiente il sovraccarico calorico del precedente giorno-truffa, ma farete ANCHE in modo che le cose meno salutari escano dal vostro corpo un po' più velocemente [sic]"[22].

Fintanto che non avete problemi che vi impediscano di avere un giorno di digiuno (parlatene con il vostro medico prima di provarlo), questo è un modo potente per aumentare i risultati durante la dieta, e vi insegnerà anche un maggiore autocontrollo.

Un giorno di digiuno non solo consentirà al vostro sistema digerente di recuperare, ma vi aiuterà anche a evitare gli effetti di ricaduta del giorno-truffa. Inoltre, può aumentare il tasso di perdita di peso: dopotutto, abbatterete tutto il consumo calorico giornaliero.

Il giorno dopo quello del digiuno mangiate ciò che mangiate di solito durante un vostro normale giorno di dieta. Non tentate di mangiare più calorie per mettervi in pari col giorno precedente, il punto è proprio saltarle. Se ritenete che i giorni-truffa non vi aiutino a mantenere l'autodisciplina a lungo termine, non fateli, o non fateli spesso. A seconda di come vi sentite forti mentalmente quando siete a dieta, concedervi un giorno libero può ricordarvi gli alimenti che vorreste smettere di mangiare, e portare a voglie maggiori per la successiva settimana di dieta.

Non importa cosa decidiate riguardo ai giorni-truffa, evitate comunque di truffare quotidianamente.

Mangiare una piccola quantità di cibi proibiti ogni giorno è peggio che mangiare una grande quantità di cibi proibiti una volta alla settimana.

Nel primo caso, non fa nulla per aiutarvi a rompere l'abitudine di mangiare in modo poco sano. Sarete comunque abituati al gusto dei cibi malsani e li attenderete con ansia ogni giorno. Nel secondo caso, li mangerete meno spesso, quindi avrete più tempo per disabituarvi e cambiare permanentemente le abitudini alimentari.

Cosa fare quando ci si arrende

Per quanto efficaci siano le tecniche che ho condiviso con voi, è quasi una certezza che non riuscirete sempre a resistere alle tentazioni. Se cedete a una voglia o incappate in un giorno-truffa imprevisto, il rischio di insuccessi aumenta. Tuttavia, non è l'atto di mangiare cibi proibiti di per sé che rovinerà la dieta, ma la vostra risposta psicologica.

Le persone che sperimentano insuccessi con la dieta possono reagire in due modi:

1. Si disperano, si definiscono poco intelligenti e fanno le vittime. Questo comportamento porta a un

solo risultato: il fallimento della dieta. Dopo alcune settimane o mesi si rimettono a dieta, solo per fallire di nuovo quando si fustigano ancora dopo un altro piccolo insuccesso.

2. Riconoscono l'errore, cercano di identificare ciò che li ha fatti scivolare, ricordano a sé stessi che non sono perfetti, ma che conta solo il procedimento e andare avanti. Il successo è garantito, per queste persone.

Se scivolate, non fustigatevi. Molto spesso, il senso di colpa non farà altro che esasperare il problema. Invece di pensare "Sono uscito di strada, ma ora vi ritornerò", il senso di colpa vi farà pensare: "Sono un fallimento. Non ha senso che stia ancora a dieta".

Riconoscete che avete commesso un errore e andate avanti. Un errore non rovinerà i vostri progressi a meno che non glielo permettiate, sentendovi troppo in colpa. È una cosa che riguarda il procedimento a lungo termine, e non un singolo evento.

COME GESTIRE LE VOGLIE: RIEPILOGO VELOCE

1. Gli spunti innescano voglie. È difficile cambiare uno spunto, ma è possibile cambiare la successiva routine (ad esempio mangiare un pezzo di cioccolato). La chiave è continuare a ripetere, senza errori, la nuova azione anziché quella precedente, per il tempo necessario a stabilire una nuova abitudine: in genere almeno 66 giorni.

2. Il modo più semplice per sopportare le voglie è quello di rimuovere le tentazioni dall'ambiente circostante. Più è difficile soddisfare le vostre voglie, meno è probabile che gli rispondiate.

Fate un paragone tra l'avere un pezzo di cioccolato alla vostra portata e la necessità di andare in auto fino al negozio per comprarlo. Se siete stanchi, dopo il lavoro, è possibile che la vostra pigrizia vincerà sul desiderio.

Fate un elenco di tutte le situazioni e segnali che vi fanno venire delle voglie e trovate dei modi ragionevoli per rimuoverli dalla vostra vita, o almeno per ridurre notevolmente il rischio di non essere in grado di superare la tentazione (ad esempio, mangiando un pasto che vi sazi prima di incontrarvi con un amico in un fast food).

3. Aspettare che il desiderio passi è il modo più semplice e probabilmente il più efficace per affrontarlo. Il trucco è distrarvi (o spostare la messa a fuoco) per il tempo necessario a far passare la sensazione. L'ideale sarebbe non ossessionarvi cercando di *non* pensare alla voglia, ma trovare qualcos'altro da fare che possa spostare la vostra attenzione.

4. Potete uccidere le voglie immaginando dettagliatamente le cose brutte che accadranno se mangiate un cibo particolarmente malsano. Potete cercare informazioni su ciò che farà al vostro corpo nel lungo termine. Potete immaginarvi mentre soccombete a una voglia, non riuscite a seguire la vostra dieta e diventate obesi patologici. Rendete emotivo e vivido questo lavoro immaginativo ed è probabile che il desiderio passerà.

Tenete a mente che, a causa del divario di empatia caldo-freddo, non riusciamo a prevedere

49

come ci sentiremo in uno stato "caldo", se attualmente ci troviamo in uno stato "freddo" (e viceversa). Per questo motivo, quando siete affamati, non aspettatevi lo stesso livello di autocontrollo di quando avete lo stomaco pieno. Allo stesso modo, non aspettatevi che il cibo che desiderate smodatamente assaggiare sia incredibile quando lo mangiate (nello stato "freddo") come quando lo immaginate mentre lo desiderate (nello stato "caldo").

5. Prendete le misure e fotografate regolarmente il vostro corpo. Ogni volta che sentite un desiderio guardatele, per ricordarvi a che punto vi trovate, e che non volete rovinare tutto cedendo a una tentazione.

6. Nelle fasi iniziali della dieta, le voglie raramente scompaiono. Se sapete che in pochi giorni sarete in grado di soddisfarle (programmando i giorni-truffa), sarà più facile gestirle. Tutto quello che dovete fare è rimandarle. I giorni-truffa settimanali offrono un prezioso sollievo psicologico e regalano al vostro corpo altri vantaggi che possono aiutarvi ad aumentare la percentuale di dimagrimento. Per ottenere i massimi benefici, pensate di iniziare il

giorno-truffa con un allenamento e fatelo seguire da un giorno di digiuno (in ogni caso non fatelo seguire da un altro giorno-truffa).

7. Non sentitevi in colpa quando fate uno scivolone. Riconoscete il vostro errore, imparate la lezione e andate avanti. Se passate troppo tempo a pensarci, un alimentarsi motivato dal senso di colpa può spedirvi in una spirale discendente.

Capitolo 3: Come separarsi dai cibi poco sani

È una lunga ed estenuante battaglia quella di combattere i cibi poco sani e uscirne vittoriosi. Le tentazioni - ovvero i soldatini che i cibi dannosi usano per farvi cadere in trappola - sono ovunque. Anche se qualcuno vi chiudesse per settimane in una stanza piena di mucchi di verdure e di frutta, nel momento in cui ne uscite correreste verso il negozio o il ristorante più vicino per mangiare qualcosa di poco sano.

Di conseguenza, abbiamo bisogno di imparare come trovare alternative salutari e gustose ai cibi malsani (quindi a non rimandare le vostre voglie, ma a sostituirle del tutto), imparare come migliorare il gusto dei cibi sani (hanno bisogno di più lavoro rispetto al cibo-spazzatura normale) e gestire le restrizioni nel modo giusto. E questi sono proprio i concetti che tratteremo in questo capitolo.

Trovare alternative salutari e gustose

Come ho già spiegato nel mio libro precedente, *Autodisciplina quotidiana*, non è solo la mancanza dei cibi preferiti come pizza, cioccolato, gelato o patatine fritte l'unica ragione per cui le persone non riescono a superare le voglie. Cedono anche perché non sviluppano mai alternative permanenti a tali cibi. Ecco alcuni suggerimenti che ho dato nel libro precedente, con alcuni consigli aggiuntivi...

A meno che non sviluppiate un'alternativa piacevole ai cibi poco sani che amate, ne sentirete sempre la mancanza, tanto che resistere alle voglie sarà molto difficile.

Se non c'è un cibo sano che possa darvi almeno metà del godimento del cibo poco sano, prima o poi non resisterete alla tentazione di mangiarlo. In un mondo ideale, lo fareste. Nel mondo reale, raramente la forza di volontà può durare così a lungo.

Tuttavia, immaginate quanto sia facile mantenere una dieta che vi permetta di mangiare tutto ciò che volete? La chiave è trovare alternative sane che vi diano quello che volete (e che normalmente vi arriva da alimenti non sani).

Di solito ci sono certe cose, in un particolare cibo malsano, di cui sentiamo la mancanza. Se è il cioccolato, forse ci manca il sapore dolce. Forse è insieme la consistenza e il sapore dolce. Forse è solo il profumo. Se avete voglia di pizza, forse quello che desiderate di più è il formaggio fuso. Se riuscite a capire cos'è che vi manca di più, sarà più facile trovare alternative.

Ma siamo sinceri: non è possibile sostituire il perfetto, dolce sapore del cioccolato che si scioglie sulla lingua con dei broccoli insipidi. Tuttavia, probabilmente è possibile, almeno in una certa misura, abbastanza per non sentire la mancanza del cioccolato ogni singolo giorno, sostituirlo con:

- Tutti i tipi di bacche (fragole, lamponi, mirtilli... c'è qualcuno che non li ama?),

- cioccolato fondente (è molto più sano, e grazie al suo gusto intenso - stiamo parlando di un contenuto in cacao del 70% - ne è necessario molto meno per soddisfare la vostra voglia di dolce),

- frullati (ma meglio non esagerare, con loro, c'è molto fruttosio),

- miele di alta qualità (c'è un mondo di differenza tra il miele a basso costo e le varietà biologiche fatte in casa; sperimentate i vari sapori!)

- carrube (sebbene non sia proprio qualcosa che si può mangiare quotidianamente come alternativa sana, è sempre meglio del normale cioccolato).

E la pizza? Potete imparare come farla da soli con farina integrale, salsa di pomodoro fatta in casa, verdure biologiche e formaggi di alta qualità. Potete anche cucinare una frittata o una quiche, ambedue cose che imitano la pizza abbastanza bene.

Gelato? È possibile mangiare yogurt naturale congelato e mescolarvi delle bacche, invece di mangiare gelato acquistato in un negozio. Potete anche farlo da soli. Se optate per un gelato normale, almeno acquistate quello con il minor numero possibile di ingredienti (ad es. gelato alla vaniglia o alla fragola).

Patatine fritte? O imparate come farle in casa, usando oli sani per friggerle, o imparate a cucinare le patate al forno. Ci sono anche varie alternative con altre verdure - bastoncini di peperone conditi, chips di carote, chips di zucchine al forno o chips di cavolo.

Migliorare il gusto degli alimenti più sani

Le spezie e le erbe hanno molto a che fare con il gusto. Di rado le verdure hanno un buon sapore, se mangiate da sole. Tuttavia, se vi si aggiunge la giusta spezia o erba, diventano molto più saporite, e spesso così gustose che potreste sviluppare un forte desiderio di questi alimenti. Per darvi alcuni esempi, ecco diverse spezie e/o erbe che modificano drasticamente il gusto di alcuni alimenti sani:

1. Uova: erba cipollina, sale e/o pepe nero. Le uova strapazzate, da sole, hanno poco sapore. L'aggiunta di uno di questi ingredienti le rende molto più buone. Se non vi piace mangiare le uova da sole, mangiatele in un panino, con una fetta di pane integrale e formaggio. Basta teniate a mente che non vi sazierà come un pasto in cui i cereali vengono sostituiti da una porzione aggiuntiva di verdure.

2. Zucchine: pepe di cayenna, basilico, cumino, polvere d'aglio, origano o timo. Ci sono molte erbe e

spezie che stanno bene con le zucchine. Poche persone apprezzano questa verdura da sola, ma aggiungere anche solo un pizzico o due di ciascuno di questi esaltatori di sapidità può fare un mondo di differenza, soprattutto quando si fanno grigliate. Questo vale anche per molte altre verdure, ad esempio melanzane e zucca.

3. Riso integrale: curcuma, cumino o salsa di soia. La maggior parte delle persone abituate a mangiare il riso bianco non è tanto felice del gusto del riso integrale. Provate a combinarlo con la curcuma o il cumino o aggiungete della salsa di soia. Potreste anche provare le miscele di spezie asiatiche, per il riso. E non dimenticate che non dovete per forza attenervi al riso integrale normale. Anche il riso selvatico o il riso nero Venere sono alternative salutari al riso bianco. Potete anche provare le alternative al riso come la quinoa, che, a proposito, è un perfetto pseudo-cereale per i vegetariani, perché è una proteina completa.

4. Zuppe vegetali: sale, pepe nero, peperoncino, foglia di alloro e/o levistico. Inoltre, aggiungete un

sacco di cipolle per migliorare il sapore. Le semplici zuppe di verdura di tutti i giorni sono perfette per chi non ama cucinare ogni giorno. Potete preparare un pentolone di minestra il lunedì e mangiarla fino a giovedì. Con il giusto mix di spezie, si può certamente sviluppare una voglia di zuppa (come la mia).

5. Patate: sale, rosmarino, paprica, origano, basilico, pepe di cayenna, aneto e/o prezzemolo. Le patate, se consumate con moderazione e non sotto forma di patatine fritte, non sono poco sane come si crede. La chiave è evitare di friggerle, optando invece per metodi più sani. L'ideale sarebbe al vapore. Una volta trovato il vostro mix perfetto di erbe e spezie, le patate al vapore possono diventare più attraenti delle patatine fritte.

Anche il modo in cui cucinate le verdure (o altri cibi sani) fa un sacco di differenza. Le patate bollite hanno un sapore diverso rispetto alle patate al forno. Le zucchine al vapore potrebbero avere un gusto orribile per voi, ma potreste trovare le chips di zucchine al forno davvero notevoli. Il riso integrale da solo può essere insipido, ma mescolarlo con i fagioli può renderlo uno dei vostri piatti di base.

Non dovete essere cuochi perfetti per provare modi diversi di preparare cibi sani. È improbabile che roviniate qualcosa se fate ricette di base come patate al forno, chips di zucchine o verdure al vapore. E anche se doveste fare un guaio, la prossima volta farete meglio.

Anche mescolare determinate verdure, invece di mangiarle da sole, può fare una grande differenza. Pensate di preparare un'insalata: probabilmente non mangiate lattuga iceberg o cavolo rosso da soli. Tuttavia, se li mescolate con carote, peperoni, uova, parmigiano grattugiato e olio d'oliva, ecco pronto un pasto appagante e saporito.

La sperimentazione può fare molto per evitare, o almeno ridurre notevolmente, il desiderio di determinati alimenti. Una volta che sviluppate alternative permanenti che trovate altrettanto gustose (o più gustose) di quelle che avete desiderato, diventerà più facile mantenere delle abitudini alimentari sane.

Se non avete idea di come sostituire certi cibi malsani con alternative più sane, andate su Google e cercate "alternative sane a [cibo poco sano che amate]". Non tutte le alternative saranno gustose come quelle che desiderate, ma, forse, con qualche ritocco vi daranno delle idee su come creare un pasto sostitutivo perfetto per frenare le vostre voglie.

Avvicinatevi a questo esercizio con una mente aperta. Alcune alternative salutari saranno ridicole (ad esempio, sostituire la pasta con i "ravioli di barbabietola", una delle ricette che ho trovato mentre cercavo alternative alla pasta). La maggior parte non avrà un sapore così esaltante come quello del cibo che desiderate. Ma questo sarà il vostro punto di partenza.

Sono l'ultima persona a poter dire che i cibi sani sono più gustosi di quelli poco sani. Nelle fasi iniziali della dieta, quando siete ancora abituati a sapori diversi, più coinvolgenti, i cibi sani sono poveri sostituti del sapore esplosivo della pizza o del dolce sapore della bevande gassate. Tuttavia, provare cibi diversi e abituarsi a sapori diversi e più sottili, prima o poi modificherà le vostre papille gustative e vi farà apprezzare cose che prima non vi erano mai piaciute. È come riallenare il vostro corpo a godere di ciò che è buono per lui.

Per molto tempo non avrei mai neppure toccato i broccoli o il cavolfiore. Avevano un cattivo odore, e il sapore era ancora peggio. Del resto, la maggior parte delle verdure non ha un aspetto, un odore o un sapore particolarmente allettante. È stato solo quando ho iniziato a sperimentare e ho imparato a speziarle nel modo giusto che ho sviluppato una sorta di affinità.

Oggi, quando vedo un piatto di verdure al vapore, lo considero un pasto gustoso, e non una punizione per cercare di essere una persona sana (non andrete lontano, con questa mentalità). Se continuate a esplorare gusti nuovi, prima o poi troverete cibi sani che non richiedono forza di volontà anche solo per mangiarli.

Tenere un diario alimentare

I partecipanti a uno studio sul dimagrimento (effettuato dal Centro per la ricerca sulla salute di Kaiser Permanente) che hanno tenuto una registrazione della propria dieta hanno perso il doppio del peso di quelli che non hanno tenuto alcuna registrazione[23].

Non c'era nulla di magico nei loro diari. Come afferma Keith Bachman, medico, internista e specialista nella gestione del peso di Kaiser Permanente: "Tenere un diario alimentare non deve essere una cosa formale. Sarà sufficiente anche solo l'atto di scarabocchiare quello che si mangia su un Post-It, inviarsi delle e-mail per il conteggio calorico di ogni pasto o inviarsi un messaggio di testo. È il processo di riflessione su ciò che mangiamo che ci aiuta a prendere coscienza delle nostre abitudini e, auspicabilmente, a cambiare il nostro comportamento".

Questa pratica può anche aiutarvi a sviluppare più autoconsapevolezza e conseguentemente a migliorare la vostra autodisciplina quando siete a dieta. Mangiare una pizza è una cosa. Rendersene dolorosamente consapevoli, annotandolo nel diario alimentare, lo rende "più reale": improvvisamente è lì, a riprova della vostra scelta sbagliata.

Se riuscite a combinarlo con il potere di essere ritenuti responsabili, ad esempio mostrando ogni settimana il vostro diario alimentare a un esigente membro della famiglia, sarà più facile per voi stare lontano dal cibo poco sano.

Andarci piano con le restrizioni

La dieta non è uno sprint: è una maratona. Se dovete perdere più di 20 chili, vi ci vorranno mesi per raggiungere il peso perfetto. Finché non avete problemi di salute urgenti che richiedono un dimagrimento *immediato*, non dovete iniziare la dieta con regole eccessivamente restrittive.

Destinare un giorno alla settimana ad essere il giorno-truffa è un buon modo per andarci piano con le restrizioni, perché non dovrete andare in crisi di astinenza per il cibo poco sano. Dovrete solo rimandare questi alimenti per alcuni giorni, e poi potrete mangiarli di nuovo.

Più avanti, se sentite di non aver più bisogno di giorni-truffa settimanali, potete trasformarli in una cosa quindicinale. Oppure potete scegliere di fare pasti-truffa, invece di giorni interi. L'idea è di partire da qualcosa di facile (essere in grado di imbrogliare ogni settimana) e gradualmente mangiare cibo poco sano sempre meno spesso.

Un altro modo semplice per andarci piano con le restrizioni è iniziare la dieta apportandovi un cambiamento piccolo, quasi impercettibile.

Ad esempio, il primo giorno sostituite un tipo di cibo nocivo con qualcosa di più sano (mirtilli invece di una barretta di cioccolato, tanto per dire). Poi lo mantenete per tutto il tempo necessario, fino a quando non vi sembra naturale e sentite di poter gestire altre restrizioni.

Quindi, potete ridurre le porzioni di alimenti non salutari del 10% (e aumentare le porzioni di cibi sani del 10%): un altro piccolo cambiamento che, dato il tempo necessario, diventerà un'altra delle vostre abitudini impercettibili sulla strada verso una salute migliore.

Una o due settimane dopo (o il tempo di cui avete bisogno per sentirvi pronti ad andare avanti), fate ancora un altro cambiamento. Per esempio, smettete di mangiare un intero gruppo di cibi poco sani (ad esempio carni lavorate) nel corso della settimana, mangiandolo solo durante il giorno-truffa stabilito.

Avere un approccio così lento e graduale sarà più facile per la vostra forza di volontà e vi renderà quindi più semplice allontanarvi dai cibi poco sani.

Liberarsi dagli alimenti che danno più dipendenza

Uno studio del 2015 sugli alimenti che provocano dipendenza, condotto da scienziati dell'Università del Michigan e del Centro di Ricerca sull'Obesità di New York, dimostra che i 10 alimenti che danno più dipendenza sono[24]:

1. Pizza - una valutazione media di 4,01, dove 1 significa che è più facile resistere e 7 che è più difficile

2. Cioccolato - 3,73 (pari merito)

3. Chips di patate - 3,73 (pari merito)

4. Biscotti - 3,71

5. Gelato - 3,68

6. Patatine fritte - 3,60

7. Cheeseburger - 3,51

8. Bevande gassate (non dietetiche) - 3,29

9. Torta - 3,26

10. Formaggio - 3,22

Non sorprende che tutti questi alimenti (ad eccezione forse del formaggio) non siano salutari e vi facciano venire di nuovo fame velocemente dopo averli mangiati. Se volete cambiare le proporzioni e mangiare cibo sano per l'80-90% del tempo (compresi i giorni-truffa), iniziate con l'eliminare gli alimenti in cima alla lista per primi, perché sono quelli che riducono di più la vostra forza di volontà.

Passate lentamente a cibi che diano meno dipendenza e/o alternateli, in modo che, anche se vi permettete di imbrogliare settimanalmente, non mangerete con regolarità i cibi che danno più dipendenza.

Se, ad esempio, mangiate la pizza ogni giorno-truffa, mangiatela invece ogni due settimane e lentamente sostituitela con qualcosa che dia meno dipendenza. Potete mangiare la pizza integrale o prepararla voi stessi per renderla più sana e meno attraente. Potete anche alternarla con patatine fritte, un cheeseburger o un gelato per mangiarla solo una volta al mese.

Meno spesso la mangiate, più debole diventerà la vostra dipendenza. Allora sarà più facile resisterle e ripulirete definitivamente le vostre abitudini alimentari.

Parlando di cibi che danno assuefazione, siate particolarmente cauti riguardo a quei cibi di cui dite "ne mangerò solo un po'": cibi che non riuscite a smettere di mangiare dopo solo un "po'", come vi ripromettete. Un esempio è il burro di arachidi. Poche persone, a cui piaccia il burro di arachidi, possono mangiarne un cucchiaio e basta.

Lo stesso vale per altri cibi, solitamente ricchi di grassi o ricchi di carboidrati, che vi lanciano un incantesimo nel momento stesso in cui ne mangiate solo una piccola quantità (il popcorn ne è un altro esempio... pochissimi ne mangiano solo una manciata).

COME SEPARARSI DAI CIBI POCO SANI: RIEPILOGO VELOCE

1. Se non trovate alternative salutari e gustose ai cibi poco sani che desiderate, non sarete mai in grado di separarvene. La dieta è più facile quando si hanno diversi pasti salutari che non vedete l'ora di fare (e che non temete).

2. Pensate cosa vi manca di un particolare cibo malsano e preparatevi con alimenti che possano replicare o darvi ciò che desiderate. Ad esempio, se volete mangiare cioccolato, forse desiderate qualcosa di dolce. In questo caso, bacche, miele o cioccolato fondente al 70% o più possono fare al caso vostro.

3. Le spezie e le erbe possono fare una differenza pazzesca per cibi sani che di solito hanno poco sapore. Anche una semplice aggiunta di sale e pepe è sufficiente per trasformare un cibo precedentemente sgradevole in qualcosa che non vedete l'ora di mangiare.

4. Sperimentate vari modi di cucinare cibi sani. Le verdure bollite hanno un sapore diverso rispetto

alle verdure fritte, che a loro volta hanno un sapore diverso rispetto alle verdure cotte al forno.

5. Tenete un diario alimentare per diventare più consapevoli di ciò che mettete nel vostro corpo. Se potete, trovate qualcuno che vi ritenga responsabili, sfogliando il vostro diario alimentare ogni settimana.

6. Andateci piano con le restrizioni. Non è necessario smettere di colpo di mangiare ogni tipo di cibo poco sano, e andare così in crisi di astinenza. Anche se vi ci vorranno mesi prima di eliminare la maggior parte degli alimenti poco sani dal menù giornaliero è comunque un passo nella giusta direzione.

7. Gli alimenti altamente trasformati sono i cibi che danno più dipendenza. Se volete separarvi dal cibo poco sano, iniziate con l'eliminare questi cibi per primi. Se siete già a dieta e avete giorni-truffa settimanali, cercate di non mangiare lo stesso cibo ogni settimana. Alternatelo con altri alimenti in modo da "liberarvene" lentamente.

Capitolo 4: Trucchi scientificamente provati per migliorare la sensazione di sazietà

Per meglio attenersi alla propria dieta, è possibile utilizzare due approcci:

In primo luogo, potete usare vari trucchi psicologici per motivarvi a continuare: creare associazioni negative con le vostre voglie, posticipare le voglie a un giorno-truffa più avanti durante la settimana, o distrarvi con qualcos'altro.

L'altro approccio esplorato in questo capitolo consiste nell'usare trucchi semplici e scientificamente provati per migliorare la sazietà e di conseguenza rendere meno rilevante il ruolo della forza di volontà.

Mangiate più fibra alimentare

Molti esperti di nutrizione consigliano di mangiare cibi ricchi di fibre per aumentare la sazietà e ridurre l'apporto calorico. Tuttavia, la realtà è diversa, e anche se il consiglio è in parte vero, non è possibile mangiare alcun tipo di fibra godendo di questi vantaggi.

Secondo una meta-analisi del 2013 sull'effetto delle fibre sulla sazietà e sull'assunzione di cibo, tra i 38 tipi di fibra studiati per i loro effetti di sazietà, solo il beta-glucano, la fibra di nocciolo di lupino, la crusca di segale, la segale integrale o una dieta mista ad alto contenuto di fibre sono state ritenute, in più di una pubblicazione, come aventi un effetto sul miglioramento della sazietà[25]. Alcuni altri tipi di fibre sono state appoggiate in un'unica pubblicazione, e dal punto di vista scientifico questa non è una prova sufficiente del fatto che siano davvero efficaci.

Di conseguenza, ci sono solo alcuni tipi di alimenti ricchi di fibre che miglioreranno il vostro senso di sazietà. Tra questi vi sono:

- cibi contenenti beta-glucano: avena e orzo. Il beta-glucano si trova anche in funghi come reishi, shiitake, chaga e maitake[26].

- cibi contenenti fibra di nocciolo di lupino: lupini.

- crusca di segale, pane integrale di segale e alimenti simili.

Se avete intenzione di mangiare il pane mentre siete a dieta, optate per il pane di segale integrale, di avena o d'orzo. Rispetto al pane bianco normale, questi alimenti saranno più sazianti e verosimilmente ridurranno il consumo calorico complessivo.

Tenete presente che ciò non significa che non valga la pena di mangiare altri alimenti ricchi di fibre alimentari. La fibra offre benefici maggiori del solo aumentare il senso di sazietà. Le verdure dovrebbero essere ancora un punto fermo della vostra dieta. Le fonti di fibre di cui sopra possono aiutarvi durante la dieta, specialmente se volete continuare a mangiare cereali anche se siete a dieta.

Mangiate più proteine

Le proteine saziano di più, rispetto a grassi e carboidrati[27]. Se seguite una dieta ricca di proteine, sentirete la fame meno spesso di una persona che ne assume di meno. Vi aiuteranno anche a perdere più massa grassa.

Uno studio danese ha dimostrato che un gruppo di persone che segue per 6 mesi una dieta a ridotto contenuto di grassi (30% di energia) e ricca di proteine (25% di energia), ha ottenuto una perdita di peso sostanzialmente maggiore (9,4 vs 5,9kg) di un gruppo che segue la stessa dieta a ridotto contenuto di grassi ma con un contenuto di proteine medio (12% di energia)[28].

Dopo 12 mesi, la perdita di peso del gruppo ad alto contenuto proteico non era significativamente più alta rispetto al gruppo medio-proteico (6,2 e 4,3kg), ma comportava una riduzione del 10% maggiore nel tessuto adiposo addominale (in parole povere, nel grasso sulla pancia).

Un documento del 2008 su proteine, gestione del peso e sazietà conclude che "un moderato aumento delle proteine nella dieta, in associazione all'attività fisica e a una dieta a energia controllata può migliorare la regolazione del peso corporeo aumentando il senso di sazietà"[29].

Sazietà è la parola chiave, qui. Come scrive nel suo articolo del 2008 il professore australiano Manny Noakes, presso l'Organizzazione di ricerca scientifica e industriale del Commonwealth, "gli studi che confrontano le diete ad alto contenuto proteico con diete ad alto contenuto di carboidrati hanno dimostrato una maggiore perdita di peso nel modello proteico; il maggiore senso di sazietà era il fattore più importante nella perdita di peso"[30].

Va bene, ho citato studi a sufficienza. Ora, come potete applicare queste cose alla vostra dieta? È semplice: aumentate la quantità di proteine nella dieta. Avrete meno probabilità di soffrire la fame. Di conseguenza, mangerete meno e perderete peso più velocemente e con meno problemi.

Non dovete necessariamente contare ogni singolo grammo di proteine nella vostra dieta. Assicuratevi di mangiare almeno un alimento ricco di proteine ad ogni pasto, in modo da ottenere circa 30-40 grammi di proteine per pasto. Se preferite contarle, 2,3-3,1g per kg di massa magra[31] è la quantità di proteine che dovreste assumere quando siete a dieta.

Gli alimenti ricchi di proteine comprendono:

- Carne: optate per carni magre come pollo o tacchino. Evitate le carni lavorate (salsicce, hot dog, carne in scatola),

- pesce: scegliete i pesci pescati, più di quelli di allevamento,

- uova: sono considerate la fonte perfetta di proteine. Cercate quelle di galline allevate a terra e non in gabbie,

- prodotti lattiero-caseari: tra le scelte migliori vi sono ricotta, yogurt greco, formaggio svizzero di alta qualità e latte intero o al 2% di grassi,

- quinoa: una fonte vegetariana di tutti gli amminoacidi essenziali,

- legumi: di solito combinati col riso per formare una fonte proteica completa e forte.

In generale, le fonti di proteine animali sono migliori delle fonti vegetali perché quelle animali contengono tutti gli amminoacidi essenziali. La maggior parte delle fonti vegetali non li ha tutti, quindi dovrete combinare varie fonti per ottenere tutti gli amminoacidi di cui il vostro corpo ha bisogno.

È possibile aumentare l'apporto proteico con gli integratori (le proteine dal siero del latte sono la scelta più comune), ma è sempre meglio optare per cibi integrali. Sono più sazianti di un frullato, e hanno anche un sapore migliore.

Se avete difficoltà ad assumere proteine sufficienti, non vi piace molto cucinare o non ne avete il tempo, o semplicemente volete integrare la vostra alimentazione con degli integratori, prendete le proteine da siero del latte. Il cibo vero è sempre meglio degli integratori, ma le proteine del siero del latte possono essere una valida aggiunta alla dieta, e non solo se siete bodybuilder.

Secondo una revisione del 2013 effettuata dagli scienziati giapponesi Rie Tsutsumi e Yasuo M. Tsutsumi, i peptidi e le proteine presenti nelle proteine del siero del latte possono portare a cambiamenti benefici sia per gli individui sani che per quelli malati[32].

Alcuni dei potenziali effetti benefici delle proteine del siero del latte comprendono: riduzione dei livelli di insulina a digiuno negli obesi e sovrappeso[33], aumento della sazietà rispetto alla caseina (il formaggio è fatto principalmente di caseina)[34], ridotto consumo di cibo (se consumato sotto forma di bevanda allo yogurt[35] arricchita con siero di latte) e consumo energetico a riposo se consumate prima di dormire[36].

Si prega di tenere presente che, se tutti questi benefici sembrano incredibili, è possibile goderne - e averne anche di migliori - semplicemente attenendosi a una dieta ricca di proteine ma provenienti da alimenti veri e non trasformati. Le proteine del siero del latte non sono necessarie per una salute ottimale, ma possono essere d'aiuto se si fa fatica a consumare proteine a sufficienza.

Scegliete gli alimenti più sazianti e prediligete la quantità

Uno studio del 1995 condotto da Suzanna Holt e dai suoi colleghi ricercatori dell'Università di Sydney su un indice di sazietà dei cibi comuni ha dimostrato che gli alimenti che pesano di più sono i migliori per soddisfare la fame (indipendentemente dal numero di calorie che contengono). Alto contenuto di proteine,

77

fibre e acqua sono stati correlati con un aumentato senso di sazietà, mentre il contenuto di grassi e l'appetibilità vi sono stati associati negativamente.

La differenza di capacità saziante tra i 38 cibi studiati è stata sbalorditiva. Le patate bollite (con il più alto indice di sazietà) erano sette volte più sazianti di un croissant (con il più basso indice di sazietà).

Basandosi in parte su questi risultati, il sito principale con i dati nutrizionali, NutritionData.Self.com, ha creato una formula matematica che predice l'indice di sazietà in base al contenuto di nutrienti di un determinato cibo o ricetta[37].

Il risultante Fattore di Pienezza, che rientra nell'intervallo da 0 a 5 (i cibi con alti FP sono i più sazianti), rende facile trovare i cibi migliori per saziare la fame, riducendola e aiutandovi a seguire meglio la dieta.

Tra gli alimenti comuni con un Fattore di Pienezza più alto vi sono:

- germogli di fagiolo,
- anguria,

- pompelmo,

- carote,

- arance.

Tra gli alimenti comuni che invece hanno il FP più basso vi sono:

- burro,

- patatine,

- miele,

- pane bianco,

- gelato.

Se state cercando gli alimenti più sazianti in un particolare gruppo alimentare, potete fare riferimento a NutritionData.Self.com. Andate su Tools e poi su Nutritional Target Map Search e cliccate sull'area in alto a destra del grafico (per vedere il Fattore di Pienezza e ND Rating - punteggio dei Dati Nutrizionali di 5,0). Gli alimenti risultanti saranno i più sazianti e i più densi da un punto di vista nutrizionale.

Non sorprende che i cibi più sazianti siano le verdure e alcuni frutti. Se con questi alimenti scegliete la quantità, non vi troverete affamati come con altre scelte.

Se volete sentire la differenza, mangiate mezzo chilo di broccoli (usate le spezie per renderli più saporiti). Il Fattore di Pienezza per i broccoli è 4,2, e mezzo chilo di broccoli ammonta a circa 175 calorie (che è circa il 5-15% dell'apporto calorico giornaliero per una persona a dieta). Annotate quanto vi sentite affamati due ore dopo aver consumato questo pasto.

Quindi, confrontatelo con circa due fette tostate di pane bianco con un fattore di pienezza di 1,9. Due fette - che pesano circa 50 grammi - contengono circa la stessa quantità di calorie di mezzo chilo di broccoli, che è dieci volte di più in volume. Probabilmente non dovrete nemmeno aspettare due ore per sentirvi di nuovo affamati dopo aver consumato un pasto così insoddisfacente - molto probabilmente avrete ancora fame dopo aver finito di mangiarlo.

Un altro vantaggio degli alimenti sazianti è che è molto difficile mangiarne troppi. Non si può consumare un migliaio di calorie di carote crude in una sola seduta, per esempio, perché ne dovremmo mangiare più di 2,5 kg. Ora, confrontatelo con un piccolo sacchetto da 230 grammi di patatine fritte, per 1242 calorie totali.

Questa è la grande differenza nel rendere le verdure l'ingrediente base della dieta, rispetto alle vecchie e malsane abitudini alimentari che non riescono nemmeno a mantenervi sazi per trenta minuti.

Preparate pasti composti da cibi con alto Fattore di Pienezza e la vostra dieta richiederà molta meno forza di volontà. L'ideale sarebbe di trovare diversi pasti base "di riempimento" da poter cucinare in meno di 15 minuti e, se vi ritrovate affamati, farci anche uno spuntino.

TRUCCHI SCIENTIFICAMENTE PROVATI PER MIGLIORARE LA SENSAZIONE DI SAZIETA': RIEPILOGO VELOCE

1. Ci sono alcuni tipi di alimenti ricchi di fibre alimentari che hanno dimostrato di aumentare il senso di sazietà e di conseguenza ridurre la quantità di calorie che è necessario consumare per sentirsi sazi. Tra questi vi sono: avena, orzo, pane di segale integrale, lupini e funghi reishi, shiitake, chaga e maitake.

2. Le proteine sono più sazianti di grassi e carboidrati. Aiutano a perdere più grasso, e in particolare a bruciare più grasso addominale. Cercate di consumare circa 30-40 grammi di proteine per pasto, o 2,3-3,1g per kg di massa magra al giorno, per beneficiare degli effetti benefici delle proteine.

3. Gli alimenti ricchi di proteine comprendono carne, pesce, uova, latticini, quinoa e legumi. Le fonti animali di proteine sono più utili perché contengono tutti gli amminoacidi essenziali di cui il vostro corpo

ha bisogno per funzionare correttamente. Le proteine del siero del latte possono essere un'integrazione preziosa alla vostra dieta, se non riuscite a fornire abbastanza proteine al vostro corpo.

4. Non tutti gli alimenti sono ugualmente sazianti. Usate il Fattore di Pienezza per trovare gli alimenti più sazianti e farne la base della vostra dieta. In generale, gli alimenti che saziano di più sono le verdure (tra cui cavoli, broccoli, cavolfiori, ecc.) e alcuni tipi di frutta come angurie e arance. Gli alimenti altamente trasformati hanno di solito scarso effetto sulla sazietà e vi lasciano affamati come prima di mangiarli.

Capitolo 5: Problemi e scuse più comuni relativi alla forza di volontà quando si è a dieta

Stare a dieta richiede di affrontare molte sfide e, mentre alcune sono legittime, altre sono scuse travestite. In questo capitolo tratteremo alcuni dei problemi più comuni durante la dieta, che sono in realtà solo comode razionalizzazioni per continuare a mangiare cibi poco sani.

Una volta che avrete compreso le soluzioni a questi problemi, non riuscirete più a trovare scuse, perché farlo dimostrerebbe che non si tratta di un problema legittimo, ma solo di una mancanza di autodisciplina da parte vostra.

Mangio cibo poco sano perché non ho tempo

Problema alla base: non avete abbastanza autodisciplina per trovare modi efficaci - in termini di tempo - per preparare cibi sani (e cambiare la routine in modo da introdurre queste idee nella vostra vita).

Di tutte le scuse per mangiare cibo malsano, questa è una delle più famigerate, e anche una delle più facili da affrontare. Ecco come potete risolvere questo problema:

1. Fate scorta di alimenti surgelati

Secondo lo studio condotto da Ronald B. Pegg presso il Dipartimento di Scienze e Tecnologie Alimentari dell'Università della Georgia, le verdure surgelate sono simili, e a volte migliori, di quelle fresche. Come notano gli scienziati: "Questo ha senso, considerando che le verdure sono generalmente surgelate (la tecnica della surgelazione sospende/interrompe il loro "invecchiamento" e le perdite di nutrienti) immediatamente dopo essere state raccolte. Le verdure surgelate, oltretutto, sono spesso raccolte nel periodo migliore della loro stagione vegetativa"[38].

I cibi surgelati non hanno bisogno di molto tempo per essere preparati. In effetti, in molti casi, tutto ciò che dovete fare è cuocerli a vapore per quindici minuti e sono pronti per l'uso, spesso come pasto perfetto che non richiede alcun altro aggiustamento se non l'insaporimento con le spezie.

Di quanta forza di volontà avete bisogno per comprare qualche sacchetto di cibo surgelato e metterlo nella vostra vaporiera? Non è necessario pulire, affettare o pensare a quali verdure mescolare: è tutto pronto per voi.

2. Cuocete pasti che è possibile conservare per alcuni giorni

Il mio suggerimento preferito qui sono le zuppe o minestre. È vero, ci vuole un po' di tempo per prepararle, se avete bisogno di pulire e affettare tutte le verdure, ma se fate una pentola grande vi durerà 3-4 giorni buoni. Riscaldare la zuppa non vi richiede alcuno sforzo, al di là del darle una mescolata ogni tanto.

Altri alimenti che possono essere conservati per alcuni giorni e avere ancora un sapore grandioso sono le frittate, il chili con carne, le verdure grigliate e le insalate.

Sarà davvero una perdita di tempo impiegare un'ora a cucinare abbastanza cibo che possa durarvi per tre o quattro cene?

3. Chiedete a qualcun altro di cucinare per voi

Se potete permettervelo, prendete in considerazione l'idea di ordinare il vostro cibo presso un servizio di consegna di pasti sani.

Ci sono sempre più aziende che cucinano pasti sani e li consegnano direttamente a casa. La maggior parte di essi offre menu diversi tra cui scegliere, comprese opzioni vegetariane, paleo e a basso contenuto di carboidrati.

Anche se è decisamente più costoso ordinare cibo che cucinarlo da soli, può far risparmiare un sacco di tempo da investire in qualcos'altro che alla fine risulterebbe più redditizio (ad esempio far crescere la vostra azienda o lavorare di più per ottenere una promozione).

Anche i ristoranti salutisti sono un'opzione, sebbene questi non comportino necessariamente un notevole risparmio di tempo. Dopotutto, dovrete uscire di casa e aspettare che cucinino il cibo per voi.

Non dimenticate che ci sono altre possibilità per avere qualcun altro che cucini per voi, non solo queste due già menzionate. Se avete un compagno (o una compagna) di stanza che ama cucinare, potete pagarlo/a per cucinare un pasto aggiuntivo per voi. Se potete permettervelo, potete anche assumere un cuoco part-time (anche se forse non uno chef di livello internazionale, ma semplicemente una persona che ama cucinare e cerca un modo per guadagnare un po' di soldi, ad esempio un pensionato/a).

4. Rendetevi conto che se non trovate del tempo per la salute, dovrete trovare del tempo per la malattia

Se seguite una dieta poco sana, non è una questione di "se" vi ammalerete, ma di "quando". Ipertensione, diabete, malattie cardiache, alti livelli di colesterolo, cancro, ulcere, mal di schiena, calcoli biliari: questi sono solo alcuni dei disturbi e delle malattie cui va incontro una persona obesa.

Se valutate così tanto il vostro tempo, ha più senso sviluppare abitudini sane (e che fanno risparmiare tempo) per proteggervi da questi problemi. Alla fine, sia il costo monetario che il costo per la salute legati ai disturbi e alle malattie saranno molto più alti della prevenzione.

Non posso permettermi alimenti sani

Problema alla base: non avete abbastanza autodisciplina per sapere quali cibi sani sono economici, cosa potete farci per preparare pasti gustosi e come calcolare i costi a lungo termine del "risparmiare" sui cibi sani.

I cibi sani possono essere più economici dei cibi-spazzatura. Ad esempio, la maggior parte della frutta e della verdura costa pochi centesimi, a paragone dei cibi altamente trasformati. Se le acquistate a un mercato contadino, saranno ancora più economiche.

Secondo una meta-analisi del 2013 effettuata da scienziati della Harvard School of Public Health, un

89

giorno di cibi più sani costa circa 1,50€ in più al giorno rispetto a quelli meno sani[39].

Si tratta di circa 550€ all'anno in più, ma non dimentichiamoci dei costi che derivano dal *non* mangiare cibi sani. I farmaci comuni possono sommarsi rapidamente per arrivare a più di 550€ l'anno, e molto di più se si soffre di disturbi della salute persistenti. Poi ci sono costi di assicurazione in aumento, i costi per visitare un medico (tempo, carburante), ecc. Vale ancora la pena di "risparmiare denaro" su cibi malsani?

Non dovete necessariamente comprare tutto biologico - le verdure sono sempre verdure, ed è meglio mangiare verdure non biologiche che non mangiarle del tutto. Quando gli scienziati studiano gli effetti benefici delle verdure e degli alimenti, di solito studiano le verdure convenzionali, non quelle bio, quindi, se non potete permettervi quelle biologiche, non preoccupatevi: mangiate verdure normali.

I cibi sani di solito saziano più di quelli malsani. Come abbiamo già visto nell'ultimo capitolo, avreste bisogno di mangiare più di cinque chili di broccoli per assumere la stessa quantità di calorie di una piccola busta di patatine. Tuttavia, un pacchetto di patatine fritte non vi soddisfa affatto, mentre anche solo mezzo chilo di broccoli può essere sufficiente per riempirvi.

Di conseguenza, frutta e verdura che di solito costano un euro o meno forniranno un pasto più soddisfacente e saziante, alla fine: sia che paghiate un po' di più, lo stesso o anche meno di quando ordinate il cibo più economico in un fast food.

Il cibo sano ha un cattivo sapore

Problema di fondo: non avete abbastanza autodisciplina per fare alcuni esperimenti in cucina e creare piatti sani e gustosi.

Alcuni cibi sani hanno davvero un saporaccio. Ma dire che tutti quanti non sono saporiti è solo una scusa per razionalizzare il fatto che continuate a mangiare cibo-spazzatura.

Non ci vuole né molta energia né molto tempo per inventare qualche pasto di base, così da avere sempre qualcosa di gustoso su cui ripiegare ogni volta che avete fame. Questi semplici tipi di alimenti possono includere minestre, ricette a base di patate e verdure (ad esempio, patate bollite con alcuni broccoli e uova fritte), riso e fagioli, o omelette e altri pasti a base di uova.

Come già spiegato nel Capitolo 3, le spezie e le erbe fanno la differenza nel sapore di molti cibi sani. Anche solo l'uso della giusta quantità di sale e pepe può rendere saporito il cibo. Tutto ciò di cui avete bisogno è un pizzico di forza di volontà per cucinare dei pasti e imparare come insaporirli per un gusto perfetto.

Quando ho provato a cucinare una minestra di verdure per la prima volta, è venuta del tutto insapore. Non era invitante. Tuttavia, ho poi scoperto che non avevo usato abbastanza sale, pepe e altre spezie. Ogni volta che riprovavo, miglioravo il mio mix di spezie. Oggi la mia zuppa di verdure - un alimento base della mia dieta, che di solito preparo per mangiarla tre giorni - è deliziosa, con la combinazione ideale di aromi e spezie.

Se non vi scoraggiate, dopo i primi tentativi, svilupperete le vostre ricette, che saranno sia salutari che gustose. E anche i vostri ospiti le adoreranno.

Se trovate difficile cucinare o non riuscite mai a trovare il condimento giusto, acquistate i mix di spezie già pronti. Ad esempio, è possibile acquistare un mix di condimento per patate arrosto o purè o anche un mix di spezie pronto all'uso per la minestra di verdure. Alcuni cibi surgelati sono dotati di miscele di spezie, quindi non potreste avere servizio più facile: basta cuocere a vapore le verdure e condirle con il prodotto fornito dal produttore (assicuratevi che il mix non contenga esaltatori di sapidità malsani come il glutammato monosodico).

Ultimo ma non meno importante, molti cibi sani sono deliziosi senza aggiunte. Tra questi vi sono mele, banane, bacche, yogurt greco, noci o melone. Anche formaggi di alta qualità, fiocchi d'avena e uova possono creare pasti sani e gustosi senza lunghi tempi di cottura o la necessità di aggiungere molti condimenti.

Sono a dieta e ho fame

Problema alla base: vi attaccate a cibi insoddisfacenti o non riuscite a gestire le voglie di cibi poco sani.

Se state facendo una dieta dimagrante ma siete costantemente affamati, c'è qualcosa che non va nella dieta. Non potete evitare una sensazione occasionale di fame, visto che fornite al vostro corpo meno calorie di quelle che necessita, ma seguendo alcune semplici regole potete trasformare questo problema in un non-problema:

1. Iniziate sempre i pasti con una porzione di proteine, la sostanza nutritiva più saziante. Gli alimenti ricchi di proteine comprendono carne, pesce, uova, latticini, fagioli e quinoa.

2. Ogni pasto dovrebbe essere accompagnato da una porzione di verdure (l'ideale) o di frutta. Le verdure (insieme ad alcuni frutti) sono i cibi che danno più sazietà.

3. Bevete abbastanza acqua. È possibile che abbiate scambiato la fame con la sete. Ogni volta che sentite i morsi della fame, bevete una tazza d'acqua.

Se passano, dovrete bere più acqua, non cercare più calorie.

La sensazione di fame può anche essere correlata col mangiare cibi insipidi e insoddisfacenti. Anche se possono riempire lo stomaco, spesso vi sentirete ancora affamati dopo il pasto a causa del loro sapore debole: siete affamati di un gusto specifico. Assicuratevi che i pasti soddisfino le vostre papille gustative, pur continuando a essere buoni per voi.

Un altro motivo possibile per la fame quando si è a dieta è che forse il vostro deficit è troppo alto. Di solito non ha senso creare un deficit a lungo termine superiore a 500 calorie al giorno (3500 kcal a settimana) in quanto l'aumento della difficoltà di resistere alle tentazioni può portare al fallimento della dieta, invece di aiutarvi a perdere peso più rapidamente.

Che senso ha, se comunque poi riprendo peso?

Problema sottostante: l'atteggiamento sbagliato.

Se iniziate a seguire la dieta pensando che fallirete, allora non c'è motivo di stare a dieta:

recupererete sicuramente il peso e probabilmente anche più di quello che avevate prima.

Un atteggiamento positivo e la fiducia in sé stessi sono una delle chiavi del successo. Fino a quando non modificherete il vostro atteggiamento, iniziando a credere di poter apportare cambiamenti permanenti nella vostra vita, cercare di perdere peso sarà una perdita di tempo.

Sviluppare una mentalità positiva inizia con lo sviluppo della fiducia nella propria capacità di cambiare. Se non avete mai avuto molta fortuna nell'apportare cambiamenti permanenti nella vostra vita, iniziate con qualcosa di piccolo.

Pensate di introdurre piccole abitudini e di ripeterle, finché non diventano parte integrante della vostra vita. Anche una piccola abitudine come il filo interdentale quotidiano può aiutarvi a sviluppare più fiducia in voi stessi e nella vostra capacità di cambiare.

Una volta che si ha alle spalle una certa esperienza nel cambiamento di sé, mettersi a dieta o modificare alcune delle abitudini alimentari sarà meno impegnativo. Avrete alcune lezioni da tirare fuori dai vostri precedenti tentativi fruttuosi di cambiare, e questo aiuterà la determinazione.

L'autodisciplina è come un muscolo. Se non siete mai stati in palestra e un allenatore vi dice di sollevare 150 chili da terra, non sarete in grado di farlo. Ma se vi dice di iniziare con 25 chili e aumentare il carico ogni settimana, prima o poi vi eserciterete con 150 chili.

Mettersi a dieta è la stessa cosa. Se avete poca forza di volontà e poca esperienza nell'introdurre nuove abitudini, non dovete necessariamente iniziare con una dieta completa. Iniziate con l'abitudine di mangiare una porzione di verdure al giorno. Sentite la vostra forza di volontà che si rafforza. Quindi aggiungete un'altra abitudine, ad esempio limitare i dolci a tre volte a settimana.

Quando sentite che l'autodisciplina può sopportare più restrizioni e iniziate a credere nella vostra capacità di apportare cambiamenti permanenti, prendete in considerazione l'idea di iniziare una dieta appropriata.

97

Mi merito un premio

Problema alla base: piccoli premi istantanei significano per voi più premi posticipati ma più preziosi.

So che è allettante prendere qualcosa di dolce dopo una giornata dura. Una passeggiata di un'ora vi fa sentire come se meritaste di premiarvi per lo sforzo. È bello sedersi davanti alla TV con patatine o popcorn scaldati al microonde e una lattina di aranciata.

In tutti questi casi, è come fare un passo avanti e due indietro. Bruciate 200 calorie quando andate a camminare e ne consumate 500 come ricompensa. Resistete alle tentazioni per l'intera giornata e poi impazzite la sera.

I premi possono funzionare sempre che siano limitati ai giorni-truffa, e fungano da tregua inconsueta. Ma se vi ricompensate costantemente con qualcosa che vi riporta indietro, non è altro che un modo infallibile per fallire.

Qui ci sono due problemi da risolvere. In primo luogo, state derubando il vostro io futuro a vantaggio del vostro io attuale. Molto probabilmente lo fate perché trovate difficile immaginare le conseguenze. In secondo luogo, è possibile che la vostra dieta manchi di qualcosa o semplicemente non avete trovato una ricompensa che non rovini la dieta.

Potete risolvere il primo problema visualizzando frequentemente il vostro io futuro per renderlo più reale. Le scelte che fate oggi daranno forma alle persone che diventerete domani.

Ricompensarvi costantemente con i premi è bello, oggi, ma la visione di voi stessi ancora in sovrappeso o obesi e malaticci, anche questa vi fa sentire bene? Ogni volta che dite "Mi merito un premio" (al di fuori di un giorno-truffa) dite anche "Preferirei avere 5 euro oggi di 1000e tra poche settimane". Quanto è intelligente questa cosa?

Se siete tentati di premiarvi ogni giorno, forse c'è anche qualcosa di sbagliato nella dieta. Forse manca di cibi soddisfacenti, o forse vi siete allenati a premiarvi solo con il cibo. Trovate modi alternativi per coccolarvi.

Farsi fare un massaggio può essere gratificante quanto mangiarsi un hot dog, se non di più, e sarà molto più vantaggioso per la vostra salute. Fare un viaggio nel fine settimana può essere un premio meraviglioso per tutti i progressi nella dieta che avete fatto la scorsa settimana, senza fare passi indietro con qualche premio qua e là.

Ogni volta che volete premiarvi, prima di tutto pensate a modi che non siano legati al cibo. E se volete ancora premiarvi con il cibo, cercate opzioni salutari e gustose: una porzione più grande di bacche, latticini di alta qualità o un panino di pane integrale.

È nei miei geni

Problema alla base: incapacità di riconoscere la propria debolezza e assumersi la responsabilità delle proprie decisioni sbagliate.

Fatta eccezione per alcune condizioni genuine (ipotiroidismo, sindrome di Cushing, depressione), l'obesità non ha ragioni mediche al di fuori del vostro controllo. È solo una questione di mancanza di autodisciplina o di riluttanza ad assumersi la responsabilità della propria situazione attuale, e di incolpare qualcos'altro che non ha nulla a che vedere con tale situazione.

La genetica può avere una qualche influenza sul fatto di essere obeso o in forma? Certo che sì. È una scusa legittima per il vostro sovrappeso, se potete fare qualcosa al riguardo? Non proprio. Un sacco di persone sono state obese per un lungo periodo, eppure ora sono in forma e in salute.

Anche io ero in sovrappeso. Avrei potuto continuare a dirmi che la situazione era quella, che ero fatto così. Invece, ho accettato che fosse mia responsabilità prendermi cura della mia salute, e non qualcosa che non posso controllare a causa di X o Y.

Assumersi la responsabilità di tutte le vostre decisioni, errori, successi e insuccessi è il primo passo che dovete compiere per abbandonare la mentalità della vittima e la necessità di razionalizzare ogni cosa dando la colpa a fattori esterni. Iniziate oggi stesso, rendendovi conto che il peso non è il risultato di cose al di fuori del vostro controllo, ma di cose molto controllabili: le vostre abitudini, le vostre scelte e il vostro atteggiamento.

Amo troppo il cibo

Problema alla base: essere eccessivamente restrittivi con la dieta e avere priorità sbagliate nella vita.

Non mi trovate in disaccordo: il cibo malsano spesso ha un sapore migliore del cibo sano. Altrimenti, non sarebbe così difficile rinunciarvi. Tuttavia, se non rendete la dieta troppo restrittiva, potete comunque godervi i vostri cibi preferiti e provare nuovi sapori: solo, non così regolarmente come prima.

Ad esempio, potete programmare giorni-truffa settimanali o quindicinali e mangiare quello che volete e quanto volete, in questi giorni. Con questo approccio potrete ottenere il meglio da entrambi i mondi: perdere peso, pur essendo ancora in grado di indulgere alle vostre voglie di tanto in tanto.

C'è anche un secondo problema con questa razionalizzazione: la mancanza delle giuste priorità. Se amate così tanto il cibo, a maggior ragione dare la priorità alla salute dovrebbe essere importante per voi. Dopotutto, se vi ammalate come farete a mangiare quello che vi piace? Se non prestate molta attenzione al valore nutrizionale del cibo e vi focalizzate invece solo sul sapore, non è questione del se vi ammalerete, è questione del quando.

Indulgere di tanto in tanto va bene, fintanto che si impostano correttamente le priorità e si consuma cibo sano per l'80-90% del tempo. Potete spendere il restante 10-20% godendovi quello che volete (e beneficiando anche di una salute migliore). O, più probabilmente, quando passerete a mangiare cibo sano l'80-90% delle volte, trarrete più piacere dal mangiare ciò che è buono per voi, il che sarà un risultato ancora migliore.

PROBLEMI E SCUSE PIÙ COMUNI RELATIVI ALLA FORZA DI VOLONTÀ QUANDO SI È A DIETA: RIEPILOGO VELOCE

1. Se non avete il tempo di mangiare cibi sani, potete: fare scorta di cibi surgelati, cucinare in anticipo per qualche giorno o farvi cucinare da qualcuno (utilizzando un servizio a domicilio, andando a mangiare in ristoranti sani, o lasciando che il vostro compagno di stanza/membro della famiglia cucini per voi). Inoltre, non dimenticate che se non avete tempo per la salute, dovrete trovare tempo per la malattia. E alla fine, sarà più costoso rispetto allo sviluppo di abitudini sane.

2. La maggior parte delle verdure e della frutta è meno costosa dei cibi poco sani. Sono anche più sazianti, quindi è più facile seguire la dieta perché vi sentirete affamati meno spesso che non mangiando cibo-spazzatura a basso costo.

3. Il cibo sano ha un cattivo sapore se non fate nessuno sforzo per imparare a renderlo saporito.

Imparate come cucinare dei pasti di base con la giusta combinazione di spezie ed erbe e il vostro problema sarà risolto. Potete anche comprare mix pronti per condire, quindi tutto quello che dovete fare è cucinare delle verdure e usare il condimento per avere un pasto saporito e sano.

4. Se avete fame mentre siete a dieta, dovreste aumentare la quantità di proteine che consumate. È anche possibile che non mangiate abbastanza frutta e verdura, che sono i cibi più saziano di più. Non aspettatevi di sentirvi sazi, se mangiate prevalentemente cibi con Fattore di Pienezza basso. È anche possibile che non beviate abbastanza acqua e che scambiate la sete per la fame. Non assumere abbastanza liquidi può provocare mal di testa o sensazioni simili ai morsi della fame. Infine, assicuratevi che il vostro deficit calorico non sia troppo impegnativo.

5. Se non credete nella vostra capacità di cambiare, non mettetevi a dieta finché non sviluppate più forza di volontà e autocoscienza. Pensate a introdurre piccoli cambiamenti positivi nella vostra

vita fino a quando non riuscite a formare nuove abitudini. Quindi, iniziate a modificare la vostra dieta e procedete a una dieta vera e propria quando non pensate più "Comunque riprenderò il peso perso".

6. Se vi date costantemente dei premi non raggiungerete mai il vostro obiettivo, perché continuerete a fare un passo avanti e due indietro. Sostituite i premi legati al cibo con qualcos'altro, ad esempio un massaggio o un viaggio. Inoltre, non dimenticate che i premi che vi date oggi sono i premi che il vostro io futuro dovrà pagare per: progressi lenti o assenti, peggioramento della salute, completo fallimento della dieta (e doverla ricominciare da capo).

7. È facile incolpare i vostri geni o altri fattori esterni per l'obesità. Tuttavia, nel 99% dei casi l'unica persona a cui potete dare la colpa siete voi. Assumetevi la responsabilità di ogni singola decisione che prendete e rendevi conto che siete sempre stati voi, e non l'ambiente o cose fuori dal vostro controllo a mettervi nella situazione in cui vi trovate ora.

8. Se amate troppo il cibo, ciò non significa che non potete perdere peso. Usate regolarmente i giorni-truffa per indulgere alle cose che vi piacciono, ma provate anche a trovare piacere nel mangiare ciò che è buono per voi. Con una salute migliore vivrete più a lungo, così potrete godervi più a lungo anche il cibo.

Capitolo 6: Costruirsi uno stile di vita autodisciplinato

Mettersi a dieta è il primo passo per passare a uno stile di vita sano, ma non certo l'ultimo. Molte persone che si mettono a dieta commettono l'errore di pensare che una dieta dimagrante risolverà tutti i loro problemi. In realtà, la vostra dieta è solo un aspetto del diventare una persona più sana.

In questo capitolo, vedremo come costruire uno stile di vita che svilupperà la vostra autodisciplina in modo olistico, permettendovi non solo di perdere peso e non riacquistarlo, ma anche di diventare più vibranti e più felici. Quando combinerete i consigli di questo capitolo con tutti i suggerimenti dei capitoli precedenti, avrete tutto ciò che vi serve per cambiare la vostra vita.

Trovate qualcosa di cui godere, oltre al cibo

E no, non sto insinuando che il cibo sia l'unica cosa che vi piace nella vita. Ciò che intendo è che più fonti (salutari) di godimento e successo introdurrete nella vostra vita, più potente sarà il cambiamento a cui andrete incontro come persone. La dieta è un ottimo inizio, ma potete supportarla con molte altre cose che produrranno un effetto sinergico.

Più o meno nel periodo in cui ho perso peso, mi sono anche interessato di più alla mia crescita personale. Una cosa ha portato a un'altra e sono diventato un drogato della crescita personale. Ho notato che ci sono diversi catalizzatori in grado di moltiplicare gli effetti benefici del cambiamento delle abitudini alimentari:

1. Introdurre più attività fisica nella vostra vita e farlo non per amore dell'esercizio fisico, ma per puro divertimento. Se non mi fossi divertito a fare sollevamento pesi, non avrei continuato a farlo. Ma l'ho fatto, e per me è diventato uno dei catalizzatori del cambiamento.

La pesistica ha portato alla mia ossessione per l'eccellenza fisica. Ho iniziato a fare lunghi giri in bicicletta per migliorare la resistenza. Ho sperimentato lo sprint per aumentare la velocità. Ho iniziato a nuotare regolarmente per migliorare la respirazione. Ho iniziato a fare tennis per dominare uno sport impegnativo che combina l'aspetto fisico con quello mentale. E, più recentemente, mi sono innamorato dell'arrampicata indoor.

Non mi sono fermato qui. Ci sono ancora molte altre attività e sport che mi piacerebbe provare o praticare regolarmente. Non è più possibile per me tornare sulla vecchia strada, con una dieta malsana e uno stile di vita sedentario. Mi impedirebbe di fare ciò che amo: e questo è il tipo di blocco che garantirà un cambiamento permanente.

2. Lavorare sulla vostra vita sociale. Siamo creature sociali e, a parte la salute, nulla influenza la nostra felicità più delle persone che ci circondano. Dato che ero timido, in passato, ero solito temere qualsiasi interazione e occasione sociale.

La timidezza non influisce solo sulla vostra vita sociale. Rende anche più difficile diventare persone sane. Nei casi più gravi, la timidezza significa che non vi darete al jogging perché vi preoccuperete di ciò che gli altri potrebbero pensare di voi. Avrete difficoltà a dedicarvi a nuovi sport, perché ciò significherebbe incontrare nuove persone. Se pensate che le persone in sovrappeso possano mettere in dubbio le vostre scelte, troverete difficile cambiare la dieta, se non siete in grado di difendervi.

Aumentare la fiducia in sé stessi può portare a una maggiore crescita personale, che a sua volta vi aiuterà a raggiungere vari obiettivi nella vita, inclusa la possibilità di diventare una persona più sana. La mia timidezza, per quanto fosse terribile, mi è stata anche molto utile, perché mi ha spinto a esplorare il mondo dei libri di auto-aiuto, e questi hanno avuto un'enorme influenza positiva sulla mia vita.

3. Restare sempre concentrati nel rendere la vostra vita sempre più grande. Che si tratti di padroneggiare una nuova abilità, di lavorare sulla vostra carriera, di avviare un'impresa o di trasferirvi in un altro luogo, tutti questi cambiamenti possono influire notevolmente sul modo in cui percepite le sfide della vita.

Ad esempio, l'apprendimento di una lingua straniera può insegnarvi che, con sufficiente

111

perseveranza, è possibile padroneggiare qualcosa che non avreste mai pensato di poter fare. Quindi, potete spostare questa scoperta (e le conseguenti lezioni) su altre aree della vostra vita.

Ogni volta che scegliete la crescita, al posto della sicurezza e del comfort, rendete più grande la vostra vita. Quando si diventa dipendenti dal processo infinito di miglioramento (noto anche come *kaizen*, dalla parola giapponese che significa "miglioramento"), vi sarà impossibile restare fermi con i vostri livelli di fitness e salute.

Una volta che diventa un naturale passo in avanti per soddisfare il vostro bisogno di autorealizzazione, ecco che anche la dieta acquisisce maggiori possibilità di successo.

Rendetela più grande di una semplice dieta

Esistono tre tipi di motivazione che possono aiutarvi a raggiungere il vostro obiettivo: motivazione estrinseca, intrinseca e prosociale.

1. La motivazione estrinseca riguarda i premi esterni che otterrete per raggiungere un determinato

obiettivo: fare più soldi, ottenere ammirazione o vincere una medaglia.

2. La motivazione intrinseca riguarda l'autorealizzazione, l'apprendimento e il puro divertimento. Fate le cose perché vi piace farle, le potenziali ricompense non hanno altrettanto valore. Dubito che sarei riuscito a raggiungere i miei obiettivi senza la motivazione intrinseca che ho. Il puro godimento e l'autorealizzazione ottenuti attraverso lo sviluppo personale, per amore dell'apprendimento e del miglioramento, mi hanno aiutato a diventare una persona più sana.

3. La motivazione prosociale consiste nell'aiutare gli altri. Fate qualcosa per ragioni altruistiche. Tra i tre tipi di motivazione, la motivazione prosociale è la più forte. Pochissime persone sacrificherebbero le proprie vite per denaro o ammirazione, mentre la maggior parte si sacrifiche per la propria famiglia o i migliori amici.

Un articolo dell'autore bestseller di *Più dai più hai: un approccio rivoluzionario al successo*, Adam Grant[40], suggerisce che il desiderio di aiutare gli altri

113

ci fa compiere il chilometro supplementare che altrimenti non percorreremmo solo con motivazioni estrinseche e intrinseche.

Quando combinate una potente motivazione interna con una motivazione prosociale, ottenete il mix più efficace che vi aiuterà a cambiare la vostra vita.

Confrontiamo tre personaggi immaginari, Joe, Jim e Jane, ciascuno con motivazioni completamente diverse. Vediamo in che modo queste influiscono sulla loro forza di volontà:

Joe è incentrato sulla motivazione estrinseca. Vuole perdere peso perché sarà più ammirato dalle donne. Così, sarà in grado di mettersi in mostra, e adora quando la gente lo ammira.

Jim capisce che la motivazione estrinseca da sola non lo aiuterà a mantenere i suoi propositi. Vuole dimagrire perché gode sinceramente del processo di auto-miglioramento. Si diverte a combattere le proprie tentazioni (e superarle), sviluppando la sua autodisciplina e diventando una persona migliore.

Jane vuole perdere peso per dare l'esempio giusto ai figli. Vuole anche essere presente, quando loro avranno a loro volta dei figli, e vuole essere in grado di stare dietro ai suoi nipoti.

Chi ha più probabilità di avere successo? Quale, tra le poste in gioco, è così alta che rinunciare non è neppure contemplato?

Joe si atterrà alla sua dieta, quando si renderà conto che a nessuno importa del suo aspetto tanto quanto pensava? È quasi una certezza che fallirà, a un certo punto.

Jim ha maggiori probabilità di raggiungere il successo. Se la dieta e il processo di crescita personale gli danno più piacere dei sacrifici che deve fare, probabilmente raggiungerà il suo obiettivo.

Tuttavia, è chiaramente Jane la vincitrice, qui, e tutto perché la sua motivazione non riguarda solo lei. Le sue battaglie hanno un significato molto più profondo: lo sta facendo per la sua famiglia, e difficilmente potreste trovare una motivazione più potente.

Trovate le vostre ragioni intrinseche e prosociali per cui volete perdere peso e diventare persone più sane. Vi torneranno utili durante il periodo di scoraggiamento che avverrà, di sicuro, a un certo punto del vostro viaggio.

Rifuggite dal mangiare emotivo

Il mangiare emotivo è un'abitudine comune, non solo tra gli obesi e i sovrappeso. Stress, rabbia, tristezza: tutte queste emozioni possono portare le persone a mangiare per sentirsi meglio, e non a causa della fame fisica.

Anche la noia o il disagio possono portare a mangiare in modo emotivo. Se fuori fa freddo ed è buio, è bello mangiarsi una tavoletta di cioccolato o una pizza piacevolmente calda. Se siete annoiati, mangiare può darvi un po' di divertimento o almeno aiutarvi ad ammazzare il tempo.

Il mangiare emotivo non deve sempre essere cattivo. È bello celebrare un'occasione speciale con gli amici o cercare il conforto del cibo quando ci si sente tristi. Ma se è un evento che si ripete, può rappresentare una sfida per il vostro diventare persone sane.

La cosa peggiore in assoluto che potete fare per cercare di superare il mangiare emotivo è essere duri con voi stessi. Se vi manca l'autocompassione e continuate a incolparvi di aver mangiato cibo per ragioni emotive, non riuscirete mai a sfuggire al circolo vizioso.

Cercate invece di riconoscere quello che sentite e non rimproveratevi se mangiate emotivamente. Accettate che accadano questi errori: se continuate a lavorare sul come affrontare le emozioni negative in un modo diverso, alla fine riuscirete a risolvere il vostro problema.

Il primo modo per affrontare il mangiare emotivo, e il più ovvio, è rimuovere le cause di stress dalla vostra vita. Se certe situazioni particolari vi fanno mangiare per calmarvi, trovate i modi per eliminare queste situazioni dalla vostra vita.

È una collega al lavoro? Trovate il modo di evitarla. È il vostro capo? Se non c'è possibilità che cambi, forse è il momento di pensare alle vostre priorità e trovare un altro lavoro. Siete costantemente tristi e mangiate per sollevarvi il morale? Cercate un aiuto professionale, forse si tratta di depressione.

Se è troppo difficile o impossibile liberarsi da alcuni fattori di stress nella vostra vita, trovate modi diversi per gestire le emozioni negative. Ad esempio, anche un breve esercizio o una conversazione con un amico o amica possono aiutarvi a ridurre lo stress e la voglia di mangiare qualcosa per tranquillizzarvi. Darsi da fare, qualunque sia l'attività, vi aiuta a dimenticare lo stress o almeno a spostare una parte della vostra attenzione su qualcos'altro, per un po' di tempo.

Se mangiate perché siete annoiati, trovate il sistema di passare il tempo in un modo diverso che non mangiando. Se di solito è una cosa impulsiva, aspettate con calma. Ditevi che potrete mangiare dopo quindici minuti. È probabile che ve ne dimenticherete prima che scada il tempo.

È una buona idea farsi un elenco di quegli stati emotivi che vi rendono più propensi a mangiare per consolazione o per sentirvi meglio. Per esempio, la

mancanza di luce solare e di esercizio fisico -
specialmente se combinati con la mancanza di sonno
di qualità - mi rende più propenso a mangiare per
motivi emotivi. Anche se non sono assolutamente
affamato, continuerò a mangiare qualcosa nella
speranza di sentirmi meglio.

La consapevolezza che questa particolare
combinazione mi fa mangiare in modo emotivo mi
aiuta a evitarlo, o almeno a ridurne il verificarsi.

Eliminate le cattive abitudini

Liberarsi delle abitudini malsane del passato può
aiutarvi a passare a una vita più disciplinata. Il punto
non è diventare un monaco, ma controllare quello che
fate quotidianamente ed evitare i comportamenti più
pericolosi che possono farvi tornare indietro.

Ecco alcune delle cattive abitudini più comuni
che aumentano il rischio di ricadere in comportamenti
vecchi e malsani:

1. Guardare troppa TV

Non c'è niente di sbagliato nel guardare un
episodio (o due) delle vostre serie TV preferite. Il
problema inizia con il *binge watching* (le maratone

televisive) regolare, in particolare quando è uno dei modi principali per intrattenervi.

Il problema principale è che quando guardiamo qualcosa ci distraiamo. Se mangiate qualcosa mentre guardate la TV (popcorn, ad esempio), potete essere certi che mangerete troppo. Una mente distratta non è in grado di controllare le porzioni.

Lo capisco. Gran parte del divertimento quando si guarda un film sono gli snack che lo accompagnano. E non c'è niente di sbagliato in questo, a patto che non diventi una cosa abituale.

Ecco alcuni modi per controllare questa abitudine:

- Accendete la TV (o Netflix, o qualsiasi altra cosa) solo quando avete qualcosa di specifico da guardare. Con lo zapping distratto è facile passare troppo tempo davanti alla TV. Se avete impostato delle ore per guardare la TV (ad esempio, un episodio di 60 minuti della vostra serie preferita alle 20:00), è più semplice spegnere la TV quando l'episodio è finito. La distrazione è nemica della forza di volontà, quindi evitate lo zapping selvaggio.

- Non fate spuntini quando guardate la TV. Come accennato in precedenza, potete ingozzarvi distrattamente di cibi non sani senza rendervi neanche conto di quando consumate una busta (o due) di patatine e altro cibo non sano. Tenete traccia di quanto spesso fate uno spuntino mentre guardate la TV e limitatevi a una volta alla settimana o meno.

- Scegliete gli amici invece della TV. Ogni volta che siete annoiati, non ricorrete alla TV come principale scelta di intrattenimento. Vedete i vostri amici, invece, o fate qualcosa di interessante e fisico all'esterno. Ci vuole forza di volontà per cambiare le abitudini quotidiane, ma è proprio così che si costruisce una vita più disciplinata.

2. Non fare abbastanza esercizio fisico

Uno studio condotto nel 2012 presso il Laboratorio del Metabolismo Energetico dell'Università del Massachusetts, sull'impatto dello stare seduti e dell'appetito, ha dimostrato che, tra i partecipanti allo studio, la drastica riduzione del dispendio energetico non è stata accompagnata da una riduzione dell'appetito[41].

In altre parole i partecipanti, pur avendo bisogno di meno calorie, non hanno ridotto la quantità di cibo che mangiavano. Di conseguenza, come conclude lo studio, "stare seduti a lungo può promuovere un eccesso di apporto energetico, che porta all'aumento di peso".

Una dieta da sola può aiutarvi a raggiungere il peso ideale, ma è l'attività fisica che vi aiuta a ottenere risultati più velocemente, oltre che a mantenerli.

Uno studio del 2009, ideato da Erik Kirk e colleghi del Dipartimento di Kinesiologia ed Educazione sanitaria presso la Southern Illinois University, ha dimostrato che tra i giovani adulti sedentari e sovrappeso ad alto rischio di obesità anche un minimo programma di allenamento di resistenza (11 minuti per sessione) comportava un aumento cronico del dispendio energetico e dell'ossidazione dei grassi[42].

Ultimo ma non meno importante, uno studio del 2012 sulla risposta neurale alle immagini di cibo dopo l'esercizio in donne normopeso e obese ha dimostrato che 45 minuti di esercizio producevano risposte cerebrali più basse alle immagini e un aumento dell'attività fisica totale in quella giornata[43].

In altre parole, l'esercizio funge da meccanismo di regolazione dell'appetito e porta a una maggiore attività fisica. È un'abitudine auto-rinforzante che rende molto più facile mantenere uno stile di vita sano: non è necessaria più forza di volontà, se il primo round di esercizio fisico porta automaticamente a una maggiore attività fisica.

Con l'esercizio, anche se sono solo 11 minuti al giorno, è più facile mantenere il giusto equilibrio energetico. Se vi ritrovate a scivolare in uno stile di vita sedentario, l'aumento di peso è un normale effetto collaterale. Dopotutto bruciate meno calorie al giorno. Se lo combinate al fatto che probabilmente non riducete l'assunzione di cibo, nonostante abbiate bisogno di meno calorie per funzionare, ecco che mangiate più del necessario.

Ecco alcuni modi per assicurarvi di fare sempre abbastanza attività fisica:

- Iniziare a praticare uno sport che amate. Non esiste un modo più semplice, per garantire un'ampia attività fisica regolare, del praticare uno sport che vi piaccia. Per formare un'abitudine all'esercizio fisico regolare poche cose sono peggiori del costringere le persone ad andare in palestra e camminare per ore su un tapis roulant o su una macchina per il fitness altrettanto noiosa.

Trovate qualcosa che vi piaccia così tanto che ne sentite la mancanza se non lo fate per alcuni giorni. Può essere ciclismo, tennis, arti marziali, arrampicata, persino danza. Qualunque cosa sia, trovate qualcosa di piacevole e le cose andranno avanti da sole.

- Fare pause regolari e muoversi. Se il vostro lavoro è sedentario, assicuratevi di fare almeno 5-10 minuti lontani dallo schermo ogni ora. Durante la pausa, fate una breve passeggiata o alcuni semplici esercizi come piegamenti sulle braccia, squat o salti.

- Mantenersi attivi con gli amici. Invece di incontrarvi sempre con i vostri amici per un caffè, un film o qualcos'altro di natura sedentaria, scegliete un'alternativa divertente. Andate a giocare a frisbee, fate una passeggiata in un parco o in un bosco, andate a giocare a bowling o infettate gli amici con la vostra passione per gli sport a due giocatori come tennis, badminton, boxe, ping-pong, scherma, biliardo, arrampicata, ecc.

3. Non dormire a sufficienza

Non penso di dovervi parlare di tutti gli effetti negativi del non dormire abbastanza. L'unico effetto sorprendente che potreste non conoscere, e che è rilevante per la dieta, è che, secondo uno studio del 2012 del Centro di Ricerca sulla Nutrizione dell'obesità di New York, la mancanza di sonno può aumentare l'appetito negli uomini e nelle donne, perché sono meno pieni[44].

Tenete presente che le piccole dimensioni dello studio (26 persone) significano che è solo una possibilità, non una certezza. Tuttavia, esistono altri studi che puntano nella direzione secondo cui la mancanza di sonno sia in effetti correlata a un aumento dell'appetito e/o ad altri comportamenti che possono aumentare il rischio di obesità.

125

Uno studio del 2013 sull'impatto della privazione del sonno sul desiderio di cibo nel cervello umano ha dimostrato che il sistema di ricompensa cerebrale delle persone private del sonno ha risposto con più forza alle immagini di cibi ipercalorici rispetto al gruppo ben riposato[45].

Anche un altro studio condotto presso lo stesso centro di New York suggerisce conclusioni simili: la mancanza di sonno aumenta la risposta neuronale al cibo malsano in soggetti normopeso[46].

Qualunque siano le ragioni sottostanti un tale fenomeno, la mancanza di sonno non è certamente salutare e può influire sui vostri livelli di autodisciplina. Assicuratevi di dormire sempre a sufficienza, non importa che siano 7, 8 o 9 ore (a seconda del vostro livello di attività). Non dimenticate che anche la qualità del sonno ha un ruolo enorme, qui, quindi assicuratevi che il vostro sonno non sia interrotto.

4. Spuntini

Gli spuntini senza fine non vanno mai a finire bene. Se mangiate solo perché siete abituati a mangiare sempre qualcosa, e non a causa della fame, prima o poi ingrasserete. E se già la vostra dieta ha avuto successo, tornare a fare spuntini regolari può portare a recuperare tutto il peso perso.

Riconnettetevi con i bisogni del vostro corpo e mangiate in primo luogo quando avete fame, non per tenervi occupati. Aspettate di mangiare finché non sentite i morsi della fame, e non prima.

Ecco alcuni modi per controllare questa abitudine:

- Bandite tutti i tipi di snack da casa vostra. Se non potete arrivarci facilmente, avrete meno probabilità di mangiarli.

- Se proprio non riuscite a smettere di fare spuntini, perché la vostra autodisciplina non è ancora così sviluppata, almeno sostituite gli snack malsani con alternative più sane. Mangiate popcorn normale fatto in casa, invece di quello fatto al microonde. Mangiate pistacchi invece di patatine. Preparatevi un piatto di spuntini di frutta (kiwi, uva, fragole, arance, ecc.) invece di tavolette di cioccolato.

- Fate esperimenti con vari orari dei pasti e con il numero di pasti che mangiate ogni giorno. Se di solito mangiate tre pasti abbondanti e due pasti più piccoli al giorno, provate a farla finita con questi ultimi e mangiate invece tre pasti più grandi e più soddisfacenti. Alcune persone (me compreso) non si accontentano di cinque pasti più piccoli. Io preferisco di gran lunga un pasto enorme e soddisfacente a tre (per non dire cinque) porzioni da uccellino.

- Tenetevi occupati con qualcosa. Se siete concentrati su un determinato compito (non confondetelo con il tipo sbagliato di concentrazione da zombie, come quando si guarda la TV), di solito non pensate al cibo e agli spuntini. Se non avete niente da fare dopo il lavoro e il completamento di tutte le faccende, iniziate a imparare una nuova abilità (ad esempio, imparate una lingua straniera): questa sposterà la vostra attenzione dalla noia a un'intensa concentrazione.

5. Mangiare regolarmente cibi che danno assuefazione

Come abbiamo già visto, alcuni tipi di alimenti danno più dipendenza di altri. Va bene mangiarli di tanto in tanto per ragioni diverse dalla fame (di solito per motivi sociali o semplicemente per il gusto), ma nel momento in cui li aggiungete al menu giornaliero cresce il rischio che roviniate la vostra dieta salutare.

C'è un motivo per cui si dice che questi alimenti danno dipendenza: se si sviluppa l'abitudine di mangiarli spesso, non si sarà soddisfatti di mangiarli solo una volta ogni tanto. Per questo motivo, è meglio prestare attenzione a non mangiare mai gli stessi cibi che creano dipendenza per due giorni di seguito. L'ideale sarebbe non mangiarli più di una volta alla settimana, se non di una volta al mese.

Posso vivere senza cioccolato per settimane, ma quando lo mangio una volta, e poi lo mangio di nuovo il giorno dopo, all'improvviso mi ritrovo incapace di starne senza per più di qualche giorno. Ci vuole almeno una settimana o due senza mangiarlo per dimenticarsene. Se ancora non avete abbastanza autodisciplina, due o tre giorni di fila a mangiare cioccolato possono facilmente trasformarsi in un'abitudine alimentare distruttiva. Da lì, è facile vedere il peso salire di nuovo.

COSTRUIRSI UNO STILE DI VITA AUTODISCIPLINATO: RIEPILOGO VELOCE

1. La dieta è solo un aspetto della salute. Perdere peso e mantenerlo sono pezzi importanti del puzzle. Tuttavia, per completarlo, e per rendere più piacevole la vostra vita, dovreste arricchirla con abitudini e hobby salutari. Solo allora smetterete di essere tentati di tornare sulla vecchia strada: la vostra identità subirà un cambiamento così profondo che non sarà più possibile tornare ad essere la persona che eravate prima.

2. I tre catalizzatori in grado di scuotere la vostra routine e trasformare la vostra identità sono:

- attività fisica regolare, specialmente se siete alla ricerca dell'eccellenza in uno sport che praticate,

- migliorare la vostra vita sociale e soprattutto superare la timidezza,

- prendere l'abitudine di cercare sempre opportunità per rendere più grande la vostra vita.

Tutti questi cambiamenti possono portare a un effetto domino, costringendovi a cambiare l'aspetto fitness/dieta della vostra vita.

3. Tra i tre tipi di motivazione (intrinseca, estrinseca, prosociale), la motivazione prosociale - il fare qualcosa per aiutare qualcun altro - è la motivazione più potente e duratura. Se volete costruire uno stile di vita più disciplinato, dategli più significato: non solo per voi, ma anche per gli altri.

4. Il mangiare emotivo può rendere difficile mantenere abitudini sane e vivere una vita autodisciplinata.

Il percorso per eliminare l'abitudine al mangiare emotivo inizia con l'autocompassione. Invece di fustigarvi ogni volta che vi ingozzate di cioccolato o di gelato perché siete arrabbiati o tristi, accettate i vostri difetti e andate avanti.

Cercate di rimuovere i fattori di stress che vi portano a mangiare emotivamente o trovate alternative per gestire queste emozioni negative (per esempio fare dell'esercizio fisico o parlare con un amico).

Non dimenticate che il mangiare emotivo è spesso impulsivo. Se aspettate che passi, è possibile che non sentiate più la voglia di mangiare.

5. Evitate le cattive abitudini che aumentano il rischio di ricadere nella vostra vecchia routine malsana. Alcune delle abitudini più comuni comprendono: guardare troppa TV, non fare abbastanza esercizio fisico, non dormire abbastanza, fare spuntini e mangiare regolarmente cibo che crea dipendenza.

6. La chiave per controllare l'abitudine di guardare la TV è l'autoconsapevolezza. Se fate zapping distrattamente mentre fate uno spuntino, l'abitudine diventerà un pericolo per il vostro stile di vita sano. Quando è possibile, sostituite la TV con altre forme più fisiche di passatempo.

7. Uno stile di vita sedentario, anche con una dieta sana, vi farà riguadagnare peso. L'attività fisica aumenta il dispendio energetico e riduce l'appetito, rendendo così più facile mantenere un corretto bilancio energetico (la stessa quantità di calorie in entrata e in uscita).

Il modo migliore per assicurarvi sempre abbastanza esercizio è trovare uno sport che amate. Se considerate l'esercizio fisico un lavoro ingrato, sarà sempre difficile farne a sufficienza. Se lo amate, non ci sarà proprio bisogno di usare la forza di volontà.

8. Una mancanza di sonno può aumentare la fame e diminuire la forza di volontà quando cercate di resistere a cibi poco sani. Assicuratevi di dormire a sufficienza, altrimenti la vostra dieta ne risentirà.

9. Mangiate quando avete fame, non per abitudine. Fare spuntini è un modo infallibile per mangiare troppo e tornare al vostro vecchio peso. Inoltre, è estremamente difficile da controllare, se lo fate senza pensare. Se siete distratti, nemmeno un alto livello di forza di volontà vi aiuterà a superare questo problema.

Se non riuscite a smettere di fare spuntini, seguite un approccio graduale sostituendo gli snack poco sani con alternative più sane.

Se siete pronti a smettere di fare spuntini, ogni volta che avete voglia di fare merenda iniziate ad occupare la mente con qualcos'altro e fate esperimenti con orari e porzioni diverse.

10. Gli alimenti che danno assuefazione possono riportarvi in un circolo vizioso di alimentazione eccessiva. Se volete barare, di tanto in tanto, assicuratevi che sia davvero "di tanto in tanto" e non regolarmente.

Conclusione

Non c'è dubbio che stare a dieta sia una sfida. Alcune persone possono riuscirci la prima volta che cercano di perdere peso, mentre altre avranno bisogno di alcuni tentativi prima di apportare cambiamenti permanenti. Tuttavia, se continuerete a provare, anche voi raggiungerete il vostro obiettivo.

Come riepilogo rapido, ricordate che:

1. Perché la dieta riesca, è fondamentale stabilire le giuste aspettative e rendersi conto che non si tratta di una dieta a breve termine, ma di un cambiamento permanente. La maggior parte delle persone fallisce perché si aspetta che le diete miracolose funzionino. Non lo fanno, perché non è possibile cancellare anni di abitudini malsane con poche settimane di dieta. Supponete di non perdere più di mezzo chilo di grasso a settimana e mirate a un mutamento permanente cambiando le vostre abitudini quotidiane.

2. Le voglie sono sensazioni passeggere. Se riuscite a distrarvi oppure a posticiparle

(programmando giorni o pasti-truffa), saranno molto più facili da gestire.

3. Se siete sazi, è più facile avere l'autodisciplina necessaria per resistere alle tentazioni. Se c'è un trucco magico per perdere peso più facilmente è quello di mangiare molta verdura e frutta, che si sono dimostrate essere sette volte più sazianti di scelte meno salutari come il fast food.

4. Sentirete sempre la mancanza dei cibi poco sani se non sviluppate mai alternative salutari e gustose. Diventate cuochi, anche se conoscete solo alcuni semplici pasti di base. Se non sperimentate mai le voglie per il cibo sano, per voi sarà sempre difficile stare a dieta.

5. Riconoscete le scuse per quello che sono. Ci sono pochissime ragioni legittime per cui non potete diventare persone più sane perdendo peso. Il momento in cui riconoscete la vostra responsabilità per la salute è il momento in cui potete iniziare ad apportare cambiamenti permanenti.

6. Non ossessionatevi con la dieta. Trovate hobby sani e formatevi delle abitudini positive per

completare la vostra trasformazione in persone sane e vibranti. Se vi piace il vostro stile di vita sano, non sarete mai tentati di tornare sulla vecchia strada.

Parlando di sfide legate alla forza di volontà, spero che i consigli di questo libro possano aiutarvi. Dopotutto, molti problemi sorgono a causa della parte mentale della dieta, non perché non riuscite a sopportarla fisicamente.

Non è che il vostro corpo non possa funzionare con meno calorie o sia così dipendente dal cibo poco sano che rischiate di incorrere in gravi crisi di astinenza. Succede solo nella vostra testa, e i consigli di questo libro hanno lo scopo di aiutarvi a superare queste sfide mentali, rafforzando la determinazione.

Se sviluppate la capacità di superare il vostro cervello sempre amichevole, cercando di scambiare l'idea di una piccola ricompensa a breve termine (soddisfare la vostra voglia) con un'enorme ricompensa a lungo termine (salute migliore e benessere generale), non solo riuscirete a stare a dieta, ma migliorerete anche notevolmente le possibilità di successo in altri settori della vita.

In questo senso, iniziare una dieta e riuscire a cambiare le abitudini alimentari può avere un effetto positivo su tutta la vostra vita. Quando vi guarderete indietro, molto probabilmente la riterrete la cosa migliore che vi sia mai capitata. Ed è proprio quello che mi piacerebbe vi accadesse. Datevi una possibilità: varrà la pena di fare dei sacrifici.

Iscrivetevi alla mia newsletter

Vorrei rimanere in contatto con voi. Iscrivetevi alla mia newsletter e sarete sempre al corrente delle mie nuove pubblicazioni, riceverete articoli gratuiti, potrete partecipare ai giveaway e ricevere altre preziose e-mail da me.

Ecco il link per iscrivervi:

http://www.profoundselfimprovement.com/itnews

Potreste darmi una mano?

Mi farebbe piacere sentire il vostro parere sul mio libro. Nel mondo dell'editoria ci sono poche cose più preziose di oneste recensioni da parte di una vasta gamma di lettori.

La vostra recensione aiuterà altri lettori a scoprire se il mio libro fa per loro. Mi aiuterà anche a raggiungere più lettori, aumentando la visibilità del mio libro.

Informazioni su Martin Meadows

Martin Meadows è lo pseudonimo di un autore che ha dedicato la sua vita alla crescita personale, reinventandosi costantemente e apportando drastici cambiamenti alla sua vita.

Nel corso degli anni, ha: digiunato regolarmente per oltre 40 ore, imparato da solo due lingue straniere, perso oltre 30 chili in 12 settimane, gestito diverse attività in vari settori, fatto docce e bagni gelati, vissuto su una piccola isola tropicale in un paese straniero per diversi mesi e scritto un libro di racconti di 400 pagine in un mese.

Eppure, torturarsi non è la sua passione. Martin ama mettere alla prova i propri limiti per scoprire fino a che punto arrivi la sua zona di comfort.

Le sue scoperte (basate sia sulla sua esperienza personale che su studi scientifici) contribuiscono a migliorare la sua vita. Se siete interessati a capire dove arrivano i vostri limiti e imparare a diventare la versione migliore di voi stessi, adorerete i libri di Martin.

Ecco dove potete trovare i suoi libri:

https://www.amazon.it/Martin-Meadows/e/B00U97LQGG/

[1] K. Hall D., "What is the Required Energy Deficit per unit Weight Loss?", *International Journal of Obesity* 2008; 32 (3): 573-576.

[2] http://www.fns.usda.gov/sites/default/files/Chapter2.pdf, Web., 12 ottobre 2015.

[3] Hebert J. R., Patterson R. E., Gorfine M., Ebbeling C. B., St Jeor S. T., T. R. Chlebowski, "Differences between estimated caloric requirements and self-reported caloric intake in the women's health initiative", *Annals of Epidemiology* 2003; 13(9): 629 – 637.

[4] *Estimated Calorie Needs per Day by Age, Gender, and Physical Activity Level*, http://www.cnpp.usda.gov/sites/default/files/usda_food_patterns /EstimatedCalorieNeedsPerDayTable.pdf, Web, 12 ottobre 2015.

[5] Polivy J., Herman C. P., "If at first you don't succeed. False hopes of self-change", *The American Psychologist* 2002; 57 (9): 677-689.

[6] Lally P., van Jaarsveld C. H. M., Potts H. W. W., Wardle J., "How are habits formed: Modelling habit formation in the real world", *European Journal of Social Psychology* 2010; 40 (6): 998-1009.

[7] Katz L. D., Meller S., "Can We Say What Diet Is Best for Health?", *Annual Review of Public Health* 2014; 35: 83–103.

[8] http://fourhourworkweek.com/2012/07/12/how-to-lose-100-pounds/, Web., 13 ottobre 2015. Per maggiori informazioni, leggete Ferriss T., *4 ore alla settimana per il tuo corpo: guida atipica per un corpo in forma, un sesso felice, una vita migliore*, Cairo Publishing Srl, 2002.

[9] Miller s. L., Wolfe R. R., "The danger of weight loss in the elderly", *The Journal of Nutrition Health and Aging* 2008; 12 (7): 487-491.

[10] Rossow L. M., H. D. Fukuda D. H., Fahs C. A., Loenneke J. P., Stout R. J., "Natural bodybuilding competition preparation

and recovery: a 12-month case study", *International Journal of Sport Physiology and Performance* 2013; 8 (5): 582 – 592.

[11] Astrup A., Rössner S., "Lessons from obesity management programmes: greater initial weight loss improves long-term maintenance", *Obesity Reviews* 2000;1(1): 17–19.

[12] Saris W. H., "Very-low-calorie diets and sustained weight loss", *Obesity Reviews* 2001; 9 (4): 295S – 301S.

[13] Nackers L. M., Ross K. M., Perri M. G., "The association between rate of initial weight loss and long-term success in obesity treatment: does slow and steady win the race?", *International Journal of Behavioral Medicine* 2010; 17 (3): 161-167.

[14] Sumithran P., K. Purcell, Prendergast L. A., Bouniu C. J., Delbridge E., Proietto J., "The effect of rate of weight loss on long-term weight management: a randomised controlled trial", *The Lancet Diabetes & Endocrinology* 2014; 2 (12): 954-962.

[15] Mischel W., Ebbesen E. B., Raskoff Z. A.,"Cognitive and attentional mechanisms in delay of gratification", *Journal of Personality and Social Psychology* 1972; 21 (2): 204–218.

[16] Shoda Y., Mischel W., Peake P. K., "Predicting Adolescent Cognitive and Self-Regulatory Competencies from Preschool Delay of Gratification: Identifying Diagnostic Conditions", *Developmental Psychology* 1990; 26 (6): 978–986.

[17] Loewenstein G.,"Hot-cold empathy gaps and medical decision making", *Health Psychology2005*; 24 (4): S49–S56.

[18] Ariely D., Loewenstein G.,"The heat of the moment: the effect of sexual arousal on sexual decision making", *Journal of Behavioral Decision Making* 2006; 19: 87–98.

[19] Dirlewanger M., di Vetta V., Guenat E., Battilana P., Seematter G., Schneiter P., Jéquier E., Tappy L.,"Effects of short-term carbohydrate or fat overfeeding on energy expenditure and plasma leptin concentrations in healthy female subjects", *International Journal of Obesity and Related Metabolic Disorders: Journal of the International Association for the Study of Obesity* 2000; 24(11): 1413–8.

[20] Davis J. F., "Adipostatic regulation of motivation and emotion", *Discovery Medicine* 2010; 9(48): 462–7.

[21] Uno studio circa la necessità di avere un giorno-truffa ad alto contenuto proteico: Bray G. A., Smith S. R., de Jonge L., Xie H., Rood J., Martin C. K., Most M., Brock C., Mancuso S., Redman L. M., "Effect of dietary protein content on weight gain, energy expenditure, and body composition during overeating: a randomized controlled trial", *JAMA* 2012; 307 (1): 47-55. Uno studio sull'alimentazione ad alto tenore di carboidrati: Dirlewanger M., di Vetta V., Guenat E., Battilana P., Seematter G., Schneiter P., Jéquier E., Tappy L.,"Effects of short-term carbohydrate or fat overfeeding on energy expenditure and plasma leptin concentrations in healthy female subjects", *International Journal of Obesity and Related Metabolic Disorders: Journal of the International Association for the Study of Obesity* 2000; 24(11): 1413–8.

[22] http://romanfitnesssystems.com/articles/feast-fast/, Web., 22 ottobre 2015.

[23] https://www.kpchr.org/research/public/News.aspx?NewsID=3, Web., 21 novembre 2015.

[24]Schulte E. M., Avena N. M., Gearhardt A. N., "Which Foods May Be Addictive? The Roles of Processing, Fat Content, and Glycemic Load", *PLoS One* 2015; 2: e0117959. Le cifre sono disponibili qui: http://journals.plos.org/plosone/article?id=10.1371/journal.pone.0117959.

[25] Clark M. J., Slavin L. J., "The effect of fiber on satiety and food intake: a systematic review", *Journal of American College of Nutrition* 2013;32(3): 200 – 211.

[26] Wasser S. P., Weis A. L., "Therapeutic Effects of Substances Occurring in Higher Basidiomycetes Mushrooms: A Modern Perspective", *Critical Reviews in Immunology* 1999;19(1): 65 – 96

[27] Rolls B. J., Hetherington M., Burley V. J., "The specificity of satiety: The influence of foods of different macronutrient content

on the development of satiety", *Physiology & Behavior* 1988; 43 (2): 145-153.

[28] Due A., Toubro S., Skov A. R., A. Astrup, "Effect of normal-fat diets, either medium or high in protein, on body weight in overweight subjects: a randomised 1-year trial", *International Journal of Obesity* 2004; 28:1283 – 1290.

[29] Paddon-Jones D., Westman E., Mattes R. D., Wolfe R. R., Astrup A., Westerterp-Plantenga M., "Protein, weight management, and satiety", *The American Journal of Clinical Nutrition* 2008; 87(5): 1558S – 1561S.

[30] Noakes M., "The role of protein in weight management", *Asia Pacific Journal of Clinical Nutrition* 2008; 17 suppl 1:169-171.

[31] È possibile stimare la percentuale di grasso corporeo e la massa magra del corpo utilizzando una semplice formula della Marina americana, disponibile qui: http://rippedbody.jp/how-calculate-body-fat-percentage/ (o semplicemente si cerchi su Google "calcolatore massa grassa della Marina americana").

[32] Tsutsumi R., Tsutsumi Y. M., "Peptides and Proteins in Whey and Their Benefits for Human Health", *Austin Journal of Nutrition and Food Sciences*, 2014;1(1) 1002.

[33] Pal S., Ellis V, Dhaliwal S., "Effects of whey protein isolate on body composition, lipids, insulin and glucose in overweight and obese individuals", *The British Journal of Nutrition* 2010;104(5): 716–23.

[34] Hall W. L., Millward D. J., Long S. J., Morgan L. M., "Casein and whey exert different effects on plasma amino acid profiles, gastrointestinal hormone secretion and appetite", *The British Journal of Nutrition* 2003; 89(2): 239 – 248.

[35] Hursel R., van der Zee L., Westerterp-Plantenga M. S., "Effects of a breakfast yoghurt, with additional total whey protein or caseinomacropeptide-depleted alpha-lactalbumin-enriched whey protein, on diet-induced thermogenesis and appetite suppression", *The British Journal of Nutrition* 2010; 103 (5): 775-780.

[36] Madzima T. A., Panton L. B., Fretti S. K., Kinsey A. W., Ormsbee M. J. "Night-time consumption of protein or

148

carbohydrate results in increased morning resting energy expenditure in active college-aged men", *The British Journal of Nutrition* 2014; 111 (1): 71–77. *The British Journal of Nutrition*2014; 111 (1): 71–77.

[37] http://nutritiondata.self.com/topics/fullness-factor, Web., 27 ottobre 2015.

[38] http://pbhfoundation.org/pdfs/pub_sec/webinars/Pegg_Webinar_April_2014_FINAL.pdf, Web., 30 ottobre 2015.

[39] Rao M., Afshin A., Singh G., Mozzafarian D. "Do healthier foods and diet patterns cost more than less healthy options? A systematic review and meta-analysis", *BMJ Open* 2013; 3.

[40] Grant A.M., "Does Intrinsic Motivation Fuel the Prosocial Fire? Motivational Synergy in Predicting Persistence, Performance, and Productivity", *Journal of Applied Psychology* 2008; 93 (1): 48-58.

[41] Granados K., Stephens B. R., Malin S. K., Zderic T. W., Hamilton M. T., Braun B., "Appetite regulation in response to sitting and energy imbalance", *Applied Physiology, Nutrition, and Metabolism* 2012, 37 (2): 323–333.

[42] Kirk E. P., Donnelly J. E., Smith B. K., Honas J., Lecheminant J. D., Bailey B. W., Jacobsen D. J., Washburn R. A.,"Minimal resistance training improves daily energy expenditure and fat oxidation", *Medicine and Science in Sports and Exercise* 2009;41(5): 1122–9.

[43] Hanlon B., Larson M. J., Bailey B. W., LeCheminant J. D., "Neural response to pictures of food after exercise in normal-weight and obese women", *Medicine and Science in Sports and Exercise* 2012; 44 (10): 1864–70.

[44] St-Onge M. P., O'Keeffe M., Roberts A. L., Roy Choudhury A., Laferrère B., "Short Sleep Duration, Glucose Dysregulation and Hormonal Regulation of Appetite in Men and Women", *SLEEP* 2012; 35 (11): 1503-1510.

[45] Greer M. S., Goldstein A. N., Walker M. P., "The impact of sleep deprivation on food desire in the human brain", *Nature Communication* 2013; 4: 2259.

[46] St-Onge M. P., Wolfe S., Sy M., Shechter A., Hirsch J., "Sleep restriction increases the neuronal response to unhealthy food in normal-weight individuals", *International Journal of Obesity London* 2014; 38 (3): 411-416.